运动饮食

1:9

〔日〕森拓郎 著　　朱悦玮 译

U0260029

天津出版传媒集团

天津科学技术出版社

著作权合同登记号：图字02-2019-120

運動指導者が断言！　ダイエットは運動１割、食事９割　森拓郎
"UNDO SHIDOSHA GA DANGEN！DIET WA UNDO ICHI-WARI,
SHOKUJI KYU-WARI" by Takuro Mori
Copyright 2014 by Takuro Mori
Original Japanese edition published by Impress Business Development
LLC / Discover 21, Inc., Tokyo, Japan
Simplified Chinese edition is published by arrangement with Discover 21, Inc.

图书在版编目（CIP）数据

运动饮食1：9/（日）森拓郎著；朱悦玮译. -- 天
津：天津科学技术出版社，2019.6
ISBN 978-7-5576-6435-0

Ⅰ.①运… Ⅱ.①森… ②朱… Ⅲ.①减肥—食物疗
法 Ⅳ.①R247.1

中国版本图书馆CIP数据核字（2019）第100280号

运动饮食1：9
YUNDONG YINSHI 1：9
责任编辑：孟祥刚　刘丽燕
责任印制：兰　毅
出　　版：天津出版传媒集团
　　　　　天津科学技术出版社
地　　址：天津市西康路35号
邮　　编：300051
电　　话：（022）23332490
网　　址：www.tjkjcbs.com.cn
发　　行：新华书店经销
印　　刷：三河市金元印装有限公司

开本880×1230　1/32　印张6　字数97 000
2019年6月第1版第1次印刷
定价：38.00元

序言

只运动不控制饮食，根本瘦不下来

最近变胖了，必须去健身房运动一下让自己瘦下来！

我经常听到别人这样说。

随心所欲地吃吃喝喝，整天怠惰生活的结果，就是肚子上逐层增加的"游泳圈"和松弛的身体……为了改变这种状态，人们通常会选择去健身房尝试各种各样的运动，慢跑、游泳、有氧运动、力量训练，等等。

之所以会这样，是因为所有人都认为，只要运动就可以瘦下来。

当然，为了减肥而拼命地运动，这种行为本身是值得肯定的。运动可以将我们的体脂肪变成能量燃烧掉。这是千真万确的事实。

如果运动不足的话，这部分能量就会累积，很容易使我们的体脂肪变得越来越多。这也是千真万确的事实。

　　显而易见，只要运动就会变瘦——任何人都对此深信不疑。

　　但真的是这样吗？

　　肯定有很多人认为，只要努力运动就一定能够成功减肥，其中还有不少人认为，优秀的健身教练可以帮助自己塑造理想的体型。

　　但是，多年身为健身教练的经验使我深刻地认识到，绝大多数的人，仅凭运动是无法达到减肥效果的。

　　"为什么我做了这么多运动仍然没有瘦下来？"

　　"平时我几乎不怎么运动，还以为只要跑步就能够瘦下来。"

　　…………

　　类似这样的困惑相信很多人都有过。

　　很多人为了减肥而开始运动，但是却没有获得想象中的效果，还有很多人通过努力运动瘦了下来，但是停止运动后又立刻胖了回去。

　　减肥是以达到自己理想的状态为目标，但当我们获得健美的体型后，还需要长期的运动将这个体型保持下去。

我可以肯定地说，仅凭运动来减肥保持体型，是非常不科学而且没有效率的。

一说起运动，大家肯定会想到如雨后春笋般涌现出来的健身中心。尤其在大城市，可以说每个地铁站或比较大的公交车站旁边都有一个健身中心，如果是终点站，附近更是有好多家健身中心相互竞争。

很多人选择在下班后或者闲暇时出点汗，消除运动不足带来的负面影响，这是非常好的习惯。从我个人的角度来说，希望能够有越来越多的人参与到其中。

我在一家健身中心干了五年，作为健身教练接待过许多的会员。

但是，我在健身中心见到最多的，却是长期坚持健身但一点都没有瘦下来的会员，还有一直在那里工作，却一点也没有瘦下来的工作人员。

健身中心里都是前来运动和教别人运动的人，可是就连这些一直和运动打交道的人，也并没有获得理想的减肥效果。

当然，如果非常了解人体解剖结构的话，确实能够塑造出理想的体型，但实际上，了解人体解剖结构的人并不多。

除了去健身中心运动之外，还有跟着 DVD 或网上的视频跳健身操，以及使用健身器材进行减肥等许许多多的运动方法。

甚至还有五花八门的减肥产品，号称"一天只要 5 分钟""在任何地方都可以减肥"。

但不管采用哪种方式减肥，不管是减肥成功的人还是没成功的人，相信很少有人能够一直将减肥和健身坚持下去。也就是说，很少有人能够始终保持理想的体型。

这样的状态，恐怕并不能称得上是"成功"的减肥。

七年前，我从毕业后就一直供职的公司辞职来到东京，投身健身事业。对当时的我来说，私人健身教练是我最想从事的工作。

所谓私人健身教练，是针对那些想要减肥、感到腰酸背痛以及渴望提高运动能力的人，提供专业的一对一指导，为他们制订最合适的运动计划，帮助他们改善运动效果和身体素质的职业。

我是在一次偶然的机会，从某个健身中心的网站上了解到这个职业的。因为我在学生时代一直是田径队的成员，所以对这个职业产生了极大的兴趣。来到东京后，我先在离自己租的房子最近的健身中心打工。

和我预想的一样，绝大多数来健身中心的人目的都是"减肥"。"无论如何都要瘦下来"，这就是健身中心会员们的最大心愿。

后来我如愿以偿地当上了私人健身教练，接待了许多会员，他们的目的也都是减肥。健身中心里，成功减重10～20公斤（1公斤＝1千克）的人确实有，但坦白地说，占绝大多数的还是没有取得任何成果的人。

接触了越来越多的会员之后，我终于发现那些没有取得成果的人所具有的共同点——他们都是饮食习惯存在问题的人。

"想要一边吃喜欢的食物一边减肥""不想改变饮食习惯""虽然知道吃太多不好，但还是控制不住要吃"。

这些人都是因为不愿改变饮食习惯，所以才选择运动减肥，会有上述的想法也是理所当然的。

我一直认为，他们第一步应该做的，是改变自己的想法。

而那些能够一直保持理想的身材不反弹的人，都是能够认识到自己过去观念上的错误，并且根据自己的性格做出了一些改变的人。

"不想再像以前那么胖了！"

"暴饮暴食的时候一定要控制住自己！"

这样做并非忍耐，而是对自己的一种完全的接受。

尽管身为健身教练，但我并不认为减肥应该以运动为主。

当然，运动也是必要的。如果有人来咨询我，我也会对其进行运动指导。

但是，减肥的关键还是在于改变饮食习惯。当然，能够支撑你做到这一点的意志力也是非常重要的。

运动对体重的影响其实是非常小的。如果这句话让你很失望的话，我接下来讲的话可能会让你略感欣慰：只要能够控制饮食，那么就算不找健身教练指导运动，也一样能够取得减肥的成果。

事实上，我对自己的会员也都是这样说的。那些之前无论如何都瘦不下来的人，以及减肥之后立刻发生反弹的人，在接受了我的建议后全都取得了成功。

我也并非一下子就找到了这个方法。一开始，我发现自己的会员难以取得减肥成果，还以为是自己的训练方法有问题，所以尝试过许多被认为有效的训练方法。

但后来我对减肥的方法进行了冷静的思考和认真的学习，又向同行和著名的健身教练前辈请教，这才终于找到了问题的根源。

那就是——仅凭运动无法实现减肥的目的。

我当初也是花费了不少时间才领悟到这个现在看来理所当然的观点。毕竟我身为一名健身教练，运动万能的想法在脑海里是根深蒂固的。而前来健身的会员们也全都是怀着"运动减肥"想法的人，再加上各种减肥产品夸张的广告宣传，让人们在不知不觉中产生出"只要进行有效的运动就能够瘦下来"的想法。

不仅普通人这样想，就连身为专业人士的健身教练们也是这样认为的。

尽管人类的身体反应，并不完全适用于书本上的理论，但只要理论没有错，那么绝大多数情况下训练都能够顺利进行。

经过许许多多的研究之后找出"真正正确的东西"，并且按照这个正确的经验来进行实践，那么一定会有更多的人顺利地实现减肥的愿望。

如果一味追求"简单！不费力！""一天只要几分钟"，或者"只

要 1 个月就能减掉 10 公斤"之类的速成方法，而不选择正确的
减肥方法，那么就会陷入失败的困境无法挣脱。

　　毕竟广告宣传都是为了吸引人们的注意力，其中肯定有一
些夸张的成分，拥有常识的人都不会相信那些夸张的内容。况
且，奇迹般地迅速减轻体重，实际上对健康是有害的，是非常
危险的。

　　真正有效的减肥方法，并不是为了促进脂肪燃烧而进行激烈
的运动，也不是严格地限制饮食，而是找到造成自己现在身体状
况的原因，并且根据原因来采取相应的方法。

　　也就是说，这是如何看待饮食习惯的问题。

　　在现实生活中，很多人都没有注意到自己的饮食习惯有问题，
而只想着依靠运动来减肥，所以才会被那些"只要简单的……就
能够减肥"之类的谎言所欺骗。

　　"不改变饮食习惯，只要运动就能够减肥"，这种想法本身就
是有问题的。

　　我所提出的方法并不是谁也做不到的难题。只要找出自己为
何难以减肥成功的原因，就能够知道自己究竟应该做什么，不应

该做什么。

　　本书将消除大家对减肥和运动之间关系的错误认识，通过通俗易懂的讲解，让大家更加切实地理解并取得减肥成果。

森拓郎

目　录
Contents

CHAPTER 02　没吃对才是肥胖的根本原因

CHAPTER 03 **让你越吃越瘦的高 N/C 比食物减肥法**

CHAPTER 04 **运动饮食 1：9，减重不反弹**

运动饮食 1：9

CHAPTER 01

迈开腿不如管住嘴

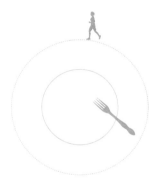

健身教练的忠告

○ 归根结底，胖的原因只有一个——吃得太多。

○ 仅凭运动无法瘦下来。运动虽然能消耗一定的能量，但对于减肥的效果是微乎其微的。

○ 无法快乐地坚持下去的运动，不仅不能让人瘦下来，还会给人带来心理上的压力，让人陷入"越运动越瘦不下来"的恶性循环。

○ 只有控制饮食，才有可能瘦下来。不改变饮食习惯，即使瘦了也可能陷入反弹的深渊。

运动减肥是个伪命题

拼命运动 + 错误饮食 = 与瘦无缘

你肯定见过经常运动，但是却一点也没有瘦下来的人吧？

每天都在家附近散步或者慢跑，在健身中心拼命地游泳或者进行有氧运动，可是却一点也没瘦，体型也没有变得更好。这样的人可不在少数。

还有跟着 DVD 视频跳健美操，或者拼命跑步一两个月而瘦下来，结果没过多久体型又变回之前的样子。这种情况也很常见吧。

众所周知，要想减肥，必须保证你消耗的卡路里大于你摄入的卡路里。

所以，那些运动了也没有瘦下来的人，是因为他们摄入的卡路里过多，而所做的运动量又无法将其全部消耗。

或许你会想，"我都那么努力运动了，为什么还消耗不掉"，事实上正是这个陷阱导致运动了也没有减肥效果。

瘦不下来的原因只有一个，那就是"吃得太多"。

其实大家都知道这个道理，但为什么却还是管不住嘴呢？

造成这个问题的原因有很多。

首先，我们不愿正视自己"吃得太多"这一事实。

我们吃进去的食物究竟含有多少卡路里，又含有多少营养物质？清楚这一点的人可以说非常少。

几乎所有人都不知道自己吃的食物里面究竟含有什么，只是一味地吃自己想吃的东西，吃自己觉得好吃的东西。

再加上电视里宣传的所谓健康食物和商品，我们吃了这些东西之后，就感觉自己也变得健康起来了，这些食物吃得再多也不会有负罪感。

此外，还有人完全不管吃了什么，认为只要靠运动把食物都消化掉就万事大吉了。

很遗憾，能量代谢的过程并没有我们想象的那么简单。

比如，我们摄入了500千卡（1千卡＝4.186千焦）的能量，但是却无法通过500千卡的运动来将其消耗掉。

本书中列举的卡路里计算实际上也不是完全精确的，但由于很多人对卡路里以外的热量单位甚至都没有概念，所以用卡路里作为参考标准是有一定帮助的。当然，也不能过于依赖卡路里，那样又会使我们走进另一个误区。

我强调过很多次，如果你变胖了，那么十有八九是因为你的饮食习惯存在问题。

想通过运动来解决这个问题，并不是真正的对症下药，甚至可以说是在逃避问题。

我再说一遍：饮食习惯是造成肥胖的主要原因。仅凭运动就想把吃进去的能量消耗掉，是不切实际的。

运动解放食欲，摄入大于消耗

运动不但不能消耗掉多少卡路里，还会使我们产生成就感和以为自己在变瘦的错觉。说到底，运动其实是一个陷阱。

比如，体重 50 公斤的人以每小时 8 千米的速度跑 30 分钟，会消耗掉 200 千卡的能量。运动后出了很多汗，这个人能够得到非常大的成就感。于是，这个人打算去吃吃喝喝来犒劳一下自己，因为他觉得既然自己已经运动了这么多，多吃点也没关系。

让我们仔细想一下。

跑步 30 分钟只能消耗 200 千卡的能量。而 1 千克体脂肪中含有 7200 千卡的能量，即使每天跑步 30 分钟，坚持一个月也只消耗掉了 6000 千卡的能量。这些能量甚至都不够减掉 1 千克的体脂肪。

也就是说，每天坚持跑步 30 分钟的效果也只不过是这种程度而已。

如果我们因为运动后的成就感而多吃了一些，那么好不容易通过运动消耗掉的这 200 千卡能量，只需要一个甜面包，或者半袋坚果点心，就全部补回来了。

　　只需要这么简单，就将运动消耗掉的能量补充了回来。如果因为今天运动了很多，犒劳自己一下吃点甜品，或者吃点平时一直不敢吃的巧克力，那么一天的运动就全白费了。

　　拼命运动却瘦不下来的原因就在于此。

　　还有一个导致减肥失败的原因——这个运动不行，那就换另外一种运动。

　　很多跑步减肥失败的人听说游泳比跑步消耗的卡路里更多时，都会去尝试游泳。

　　但游泳所消耗掉的卡路里，也就只比跑步所消耗的多一点点罢了。

　　根据游泳的姿势以及技巧的不同，累积游泳 30 分钟消耗的能量大约为 250 千卡。如果坚持每天游泳 30 分钟的话，一个月下来大概会减掉 1 千克的体脂肪。

　　但是，游泳和跑步不同，需要特定的环境。而且，会游泳的读者应该都知道，游完泳后会产生非常强烈的饥饿感，游泳产生的成就感也是跑步带来的成就感所无法相比的。

　　这也意味着，随着运动强度的提高，我们对食物的欲望也增加了。

　　看到这里想必大家也能明白了吧，随着运动对能量的消耗量增加，人体对能量摄入的需求也会提升。这是理所当然的。

　　人类对食物的渴望又会随着进食而不断加强。

　　运动带来的安心感和成就感会增强你的食欲，于是你为了瘦下来而压抑的食欲就这样被解放了出来。

　　也就是说，平时你为了减肥还能控制一下自己的食欲，让自己不要吃得太多。但运动之后食欲却彻底得到了解放，结果是你亲手把自己推进了暴饮暴食的深渊。

　　一般来说，健身教练都会要求会员适当地控制自己的食欲，他们很难理解会员们为什么会管不住自己的嘴。

　　"不要吃甜食！"

　　"尽量少喝酒！"

　　"多运动。"

　　这样的话谁都会说。

　　其实会员们也知道控制饮食对瘦身有利，但他们就是做不到，也正因为做不到所以才瘦不下来。

　　身为健身教练，应该理解会员的这种情况，除了指导他们运动，还应该尽可能地帮助会员改变自己的饮食习惯。

不是所有能量都能通过运动消耗

　　根据我的经验，那些想要减肥的人，都希望能够在短时间内看到效果。他们为了达到这一目的，往往会极端地增加运动量和提高运动强度。

　　尽管这种方法会使他们的食欲达到顶峰，但为了短期内达到目标，他们同时也会极端地控制饮食，比如，每餐只吃魔芋，或者低卡路里的食物。

　　那么，这样的生活能够持续一两个月吗？答案必然是否定的。而且，就算坚持了一两个月，减掉了两三公斤的体重，但最终的结果还是"反弹"。

　　运动确实能够消耗体内的能量。那是不是只要提高卡路里的消耗量，体脂肪就一定会被燃烧掉呢？

　　事实上，高强度的运动和为了减肥而进行的短期运动，实际上消耗的能量几乎都是储存在肝脏和肌肉之中的糖原，也就是我们所说的糖分。

　　糖分被消耗掉之后，我们的身体需要尽快恢复到正常的状态，所以越运动，我们对糖分的需求就会越高。米饭、面包、面条等碳水化合物是糖分的主要来源，点心也拥有丰富的糖分，所以也属于同一类。

　　如果我们不能正视身体对糖分的需求，对饮食不加以节制的话，不管怎样运动，消耗的都是来自糖分的能量。更有甚者，运动不足以消耗糖分提供的能量，糖分堆积最终形成体脂肪，不仅达不到减肥效果，反而还增肥了。

　　拳击、柔道和健美运动员等需要控制体重的体育选手，不但拥有强大的意志力，能够战胜对糖分的渴望，还能够一边进行体力训练，一边忍耐极限的饮食限制。

　　但只是为了减肥的普通人恐怕很难做到这一点。唯一能够坚持下来的，大概只有准备拍婚纱照的女性吧！

　　不管怎么说，就算经过短期的运动实现了减肥的目标，但如果不能将良好的状态保持下去，那么一切努力仍旧是毫无意义的。

为了某件重要的事情减肥，事后却一下子又胖了回来，很多人都有过这样的经历，对肉体和精神来说，这都是非常大的打击。

因此，以运动为主的减肥，除非具有强大的意志力或者为了追求短期的成果，否则无法长期保持下去，这一点请读者朋友牢记于心。

认为"只要把吃进去的能量通过运动消耗掉就好了"（尽管这种想法并非完全错误），实际上是给减肥事业选择了一条充满荆棘的道路。

我希望通过这本书的阐述让大家认识到，真正的减肥其实并没有那么痛苦。重要的不是限制饮食，而是改变饮食习惯。

有氧运动只是看上去很美

有氧运动燃烧脂肪的效率极低

说起燃烧脂肪效率最高的运动，大家第一个想到的肯定是有氧运动。有氧运动，正如字面意思所说，是主要由氧气供能，全身主要肌群共同参与的运动。

有氧运动的运动强度较低，持续时间越长，氧的利用率也就是有氧性才越高。

与之相反，短时间的高强度运动被称为无氧运动。

是否属于有氧运动，并不是根据散步、跑步、游泳、骑自行车这些运动的种类来判断的，而是根据运动的强度和时间，来决定其究竟属于有氧运动还是无氧运动。

举个简单的例子，散步和跑步相比，散步的运动强度更低，可以比跑步持续更长的时间，所以是有氧性更高的运动。

但和冲刺相比的话，跑步又变成了有氧性更高的运动。跑步随着频率的加快，无氧性也会随之提高，运动强度越高，坚持的时间也就越短。

用5千米全力奔跑的速度能够坚持跑完42千米的马拉松吗？答案当然是否定的。所以，用5千米全力奔跑的速度与全程马拉松的跑步速度相比，全程马拉松的有氧性更高。

那么，根据上述观点，如果一个运动不足的人上气不接下气地奔跑，那么他就处于氧气不足的状态，与其说是有氧运动，不如说是无氧运动更加贴切。

因为，上气不接下气的状态是无法坚持长时间运动的。如果想要有氧性更高，想要长时间运动，应该选择能够保持呼吸节奏的运动，这样才能够长时间坚持下来。

也就是说，要想提高有氧运动的效率，必须选择能够保持呼吸节奏的运动。

看到这里，或许大家都发现了，散步比跑步更加适合减肥，但这里存在一个问题。

有氧运动的效率越高，燃烧的体脂肪越多——尽管很多人都这么想，但实际上，提高的只是脂肪燃烧的效率。而且，长时间的运动是以降低运动强度为代价的，也就是说运动量减少了。效率再高，运动量少了，能消耗的总能量也还是变少了。

更扫兴的是，即便是最容易燃烧体脂肪的有氧运动，消耗的卡路里约有一半都是来自糖分。

刚才我们说过，慢跑 30 分钟能够消耗 200 千卡的能量，但实际上消耗的能量并不都来自体脂肪，大概有一半是来自糖分，剩下的一半才是体脂肪。也就是说，被认为脂肪燃烧效率最高的有氧运动，也只不过才是这种程度而已。

散步虽然比跑步的脂肪燃烧效率更高，但运动量却减少了很多。

散步 30 分钟大约能够消耗 100 千卡的能量。尽管散步比跑步燃烧体脂肪的效率更高，但相同时间内消耗的能量却只有跑步的一半，所以散步需要花费两倍的时间，才能够获得比跑步更佳的脂肪燃烧率。

这样一对比，大家感觉如何？

仅凭消耗卡路里有限的有氧运动,要想减掉 1 公斤体脂肪(等于 7200 千卡) 究竟有多难,现在大家应该都心中有数了吧！当然，如果能够一直坚持下去的话,体脂肪确实会一点一点地被燃烧掉。

但是，为了追求减肥的效率，长时间进行高强度的运动，会极大地增进食欲，也很容易导致反弹。

为了提高体脂肪的燃烧效率，应该选择运动强度低的运动。但是运动强度降低后，要想取得相应的效果，所需要的时间又必须随之延长。

也就是说，要想通过散步消耗 200 千卡的能量，需要花费 1 小时的宝贵时间。

当然，除了 1 小时的散步时间之外，散步之前和之后的准备时间也都需要计算进来。在我们的日常生活中，恐怕很少有人能够轻而易举地拿出这么多时间吧。

　　早晨早点起来去散步，工作结束后走回家……或许一开始还能够坚持下来，但认为散步是一种快乐的享受，能够每天都坚持的人并不多见。

　　为了瘦下来，非常不情愿地坚持一件毫无乐趣的事情，就算能够坚持下去，一定也很痛苦吧。

　　就算是为了减肥，但如果一点乐趣都没有，那么也是很难坚持的。

　　综上所述，有氧运动虽然能够有效地燃烧体脂肪，但对减肥来说，效率却太低了。

有氧运动让人食欲大增

　　慢跑现在已经成为一项很流行的运动，因为跑步的门槛很低，不受场地限制，是任何人都可以参与的运动。在广场、小区、公园等公共场所，经常能看到人们跑步锻炼的身影，甚至还有人跑步上下班。我觉得，养成这样的运动习惯是非常好的事。

　　但我们会发现，很多人经常跑步却一点也没有瘦下来。你或者你周围那些经常跑步的人是不是这样呢？有瘦下来吗？

　　事实上，像慢跑这样的有氧运动有一个弊端，那就是容易使人上瘾。当我们长时间运动后，脑内会分泌出一种叫作内啡肽的神经传导物质，这种物质会使我们感到亢奋。

　　不只慢跑，几乎所有的有氧运动都会产生内啡肽，一旦我们体验过这种亢奋的感觉之后，就会一发不可收拾地去追求这种感觉。

　　这个时候，我们就很容易陷入为了减肥而跑步，跑步的快感让人停不下来，然后吃更多的恶性循环。

　　本来是为了养成运动的习惯，结果却因为上瘾而变得不运动就浑身不自在，随之而来的是饮食习惯的改变，进而陷入无法控制饮食的深渊之中。

　　一个很有力的证明就是，很多健身中心的常客都瘦不下来。尽管他们花费大量的时间来享受运动的乐趣，但是在减肥方面却没有任何的效果。

　　说到底，还是因为有氧运动很容易让人产生出一种"运动量越大，就能燃烧越多的体脂肪"的错觉。但实际上，运动消耗掉的体脂肪量和我们经由饮食摄入并且积累的体脂肪量相比，只是

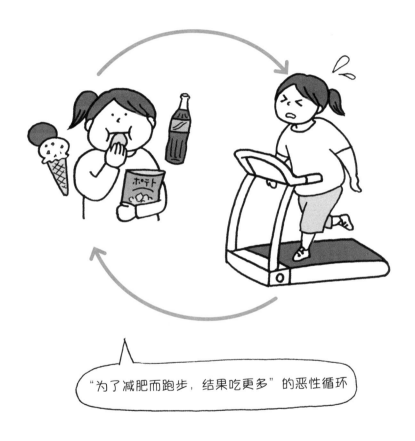

"为了减肥而跑步，结果吃更多"的恶性循环

图 1-1　运动减肥的恶性循环

很少的一部分而已。

除了有人极力宣扬跑步的好处之外，也有人觉得应该抵制跑步。他们认为跑步会产生活性氧，而活性氧会加速人体老化，所以跑步是不健康的。但我觉得这种说法太过于极端。

我认为，将跑步作为兴趣来坚持，是一种很好的习惯。

但认为跑步能够将吃下去的热量消耗掉，希望通过跑步来减肥的想法就是不可取的了。一般情况下，肥胖问题和饮食密切相关，是无法通过运动来解决的。

有氧运动的门槛确实很低，谁都可以简单地进行有氧运动，但燃烧体脂肪的方法并非只有有氧运动这一个。尽管不是很推荐，但极端地说，即使不进行有氧运动，也是有可能瘦下来的。

基础代谢对于减肥的作用被神化了

单纯靠提高基础代谢不会让人瘦

最近经常听到一个词叫作"基础代谢"。

所谓基础代谢，指的是一个人一天什么也不做的状态下仍然能消耗掉的能量。

也就是说，为了维持生命而进行的一些无意识活动，比如内脏运动和血液流淌等，会消耗一定的能量，这就是基础代谢。

关于基础代谢，有一个普遍的观点认为，如果通过肌肉训练增加了肌肉量的话，那么人体的基础代谢量也会增加，进而变成很容易燃烧脂肪的"瘦体质"。

虽然这种说法从理论上讲并没有错，但我认为也不能过于相信。

中性脂肪（常以大块脂肪组织形式存在，是人体肥胖的元凶，同时也是最容易被消耗的脂肪组织）被分解后会变成脂肪酸，最终在被称为人体能量工厂的线粒体细胞中进行代谢，肌肉训练能使线粒体变得更加活跃，确实可以加速体脂肪的燃烧！

但是，很多人过分夸大了"提高基础代谢量"的作用，把它看成了减肥的灵丹妙药。除了肌肉训练之外，连肌肉伸展、按摩以及躯体矫正术等，都号称能够通过提高基础代谢量达到减肥效果。

那么，提高基础代谢量真的能够让人瘦下来吗？

或许对有些人来说确实有效。一边提高基础代谢量，一边辅助使用别的减肥方法，确实是很好的选择，但如果想仅凭"提高基础代谢量"就瘦下来，坦白地说，我觉得没什么效果。

　　传统观点认为，在基础代谢量之中，肌肉消耗占 40%，内脏消耗占 60%。由于平时我们无法有意识地控制内脏活动，所以只能通过增加肌肉运动来促进代谢。

　　通过锻炼肌肉我们可以有效地提高基础代谢量，再加上平时的运动能够增加运动代谢，总体的热量消耗确实增加了不少，这时减重似乎成了顺理成章的事，提高基础代谢对减肥的作用，就是这样一步步被确立的。

消耗卡路里 ≠ 燃烧脂肪

　　遗憾的是，最新的研究数据表明，肌肉消耗的基础代谢量只有 18%。也就是说，内脏消耗的基础代谢量高达 80%，肝脏、大脑以及心脏等内脏的代谢，占基础代谢的绝大部分。

　　本来增加肌肉就是非常困难的。即便是非常优秀的健身教练，要想纯粹地增加 1 ~ 2 千克的肌肉，据说也需要 1 年的时间。

　　而且这么辛苦地增加 1 千克肌肉，随之增加的基础代谢量却只有 15 ~ 45 千卡的程度，仅此而已。

　　普通女性的基础代谢量约为 1200 千卡，男性约为 1500 千

卡。加上运动代谢掉的能量，我们可以算出一个人一天的能量消
耗，女性一天大约消耗 1900 千卡，男性大约消耗 2400 千卡。在
这个基础上再加上增加的基础代谢量几十千卡，对减肥并没有太
大意义。

当然，我并不是要从根本上否定运动的意义，我只是想说，"提
高基础代谢量"并不是减肥的灵丹妙药。

运动能够加速分泌生长激素和肾上腺素，这些都可以促进体
脂肪燃烧。运动还有提高日常活动代谢的效果，但想通过运动来
提高基础代谢量达到减肥的效果，是不现实的。

假设提高基础代谢量真的有效，那么努力提高占代谢量 80%
的内脏功能恐怕会更有效率吧？

不管怎样，通过饮食控制卡路里摄入的方法，在时间、体力
和经济上都是最好的选择。

虽然现在我们的理解还是"消耗卡路里 = 脂肪燃烧"，但随
着本书的逐渐深入，这一理论将会被推翻，最终我们会完全理解
体脂肪燃烧的过程，找到真正快速有效的减肥途径。

　　综上所述，希望大家走出"通过锻炼肌肉提高基础代谢量从而高效减肥"的误区。虽然这种说法并非完全错误，但也没必要将其奉为真理。

为减肥而运动很难坚持

运动时间成本高，收益低

目前健身界比较受欢迎的减肥方法，是通过肌肉训练来提高基础代谢量，肌肉训练的同时身体会分泌燃烧体脂肪的激素，二者共同来实现减重目标。

人们普遍认为，在脂肪燃烧率最好的状态下，进行有氧运动能够更加有效率地燃烧体脂肪。

从理论上说，这种方法确实可以实现减肥的目的，而且为了减肥而运动是没有任何问题的。如果完全按照上述方法来进行运动减肥，大概也是最完美的方法。

　　但我见过很多人，使用这种方法进行减肥却并不顺利。

　　很多人因为没有得到预想中的结果，无法把运动坚持下去。

　　还有人很快看到了成果，而且在坚持的过程中成果显著，但最终仍然放弃了。

　　无法坚持下去的会员，是因为减肥的意志薄弱吗？或许也有这个原因吧。尽管把一切问题都推到意志力身上确实是一个简单的方法，但我们还是应该认真地思考一下，为什么那么多人都无法坚持下去。

　　我对这些没法坚持下去的会员进行分析后，得出了一个（个人的）结论，那些中途放弃的人都是"因为想要减肥而放弃"的。

　　也就是说，他们认为为了减肥而运动的自己并非常态，所以无法长期地坚持下去。

　　为了减肥我们需要改变平时的生活节奏，强行拿出大量的时间进行自己并不喜欢的运动，这会导致什么结果呢？

　　成为健身中心的会员后，很多人只能利用下班后或者休息日的时间来进行运动。除了肌肉训练和有氧运动之外，加上换衣服和洗澡的时间，每次去一趟健身房，大概需要 3 小时左右的时间。

3 小时——我认为这是相当长的时间。

受目标困扰，压力山大不快乐

刚刚成为会员的人，一般在最开始的一个月里干劲最足，一周能来好几次；到了第二个月的时候，来的次数就大幅减少；第三个月的时候基本上就不来了。

我觉得这些人不来，就是因为一开始干劲太足了。如果认为运动是一件快乐的事，那么在运动时就不会积累太多的压力，就能把运动长期坚持下去。但是，很多人无法坚持运动，正是因为在运动中完全感觉不到快乐。

虽然身为健身业的从业人员，但实际上我也并不喜欢运动。对像我这样不喜欢运动的人来说，利用沉重的健身器械把自己弄得腰酸背痛，好像笼子里的仓鼠一样在景色一成不变的跑步机上跑个不停，实在是感觉不到一丝一毫的快乐。

不过，投身健身行业的人，绝大多数都是喜欢运动的人，他们往往喜欢向会员传达运动的乐趣。但问题在于，对一个不喜欢运动的人来说，恐怕再也没有比被强迫运动更加痛苦的事情了吧。

　　或许是我有些杞人忧天，但我感觉，如果健身教练只是一味地强调"运动是最好的""运动充满乐趣"，那么恐怕这个行业的未来很难有什么发展了吧。

　　让我们再冷静地想一想，大家的目的究竟是什么呢？

　　没错！减肥！将多余的体脂肪减掉才是我们的目的。

　　所以最重要的问题是，怎样做才能最好地实现这一目标？

　　那些让你时刻意识到"我在减肥"的运动，实际上会不断地给你增添压力。在日常生活中，几乎没有人拥有足够的时间来做运动从而有效地燃烧体脂肪，就算有足够的时间也很少有人能感到快乐并坚持下去。

　　那些为了减肥而运动的人，本来就没有打算将运动作为一生的习惯，所以他们才坚持不下去。

　　况且，平时就食欲旺盛的人，在运动后会更加渴望碳水化合物和甜食，减肥时那种想吃又不能吃的感觉就好像地狱的煎熬一般，会使人产生很大的压力。

如果能够克服这如同地狱一般的修行，那确实可以得到理想的身材，但一个能做到这一点的人，大概根本就不会变成胖子吧。

减肥必不可少的，是正确的知识和坚持的态度。

通过运动来减肥，会使很多人产生压力，如果你发现自己属于这种情况，那么就应该将运动限制在一定的程度，适可而止，这样才能够保证减肥的行为能坚持下去。

还有就是不要过于追求完美。对于些许的失败不要在意，抱着一种豁达的心态长久地坚持下去，就一定能够看到成果。

不好高骛远、脚踏实地的态度是最好的。

减肥的唯一诀窍：改变饮食习惯

控制饮食减肥最符合人体生理构造

到目前为止的内容都一直在否定运动减肥。

但肯定会有人反驳说："不对，我就是通过运动瘦下来的。"

其中或许还有"只是通过 × × 这样很简单的方法"就瘦下来的人。当然，如果你通过某种方法确实瘦下来了，那么坚持下去就好。

问题是，绝大多数渴望瘦下来的人，都是认为只要稍微运动一下就能瘦下来，结果在做了运动后却发现没有任何效果，进而感到非常懊恼。

从我们身体的构造上来看，要想瘦下来，再也没有比控制饮食更有效的减肥方法了。而在控制饮食的基础上辅以运动，那么效果会更好。

随便拿起一本减肥书，里面除了对某种特别的运动方法进行介绍之外，肯定还有不少的篇幅对饮食进行说明。

这是理所当然的，因为就算你做了书中提倡的运动，但如果吃得太多，体脂肪也是永远都减不掉的。

运动会使我们体内的水分发生变化，任何人都可能通过运动减轻 2 公斤左右的体重。很多刚开始减肥的人在运动之后测量体重发现减轻了 2 公斤，都会感到喜出望外，但这和燃烧掉 2 公斤的体脂肪完全是两个概念。当然，对肌肉进行一定的刺激，会使身体看上去更加苗条，"瘦"的视觉效果确实是存在的。

如果不用控制饮食，只要运动就可以让体脂肪不断减少的话，那相扑运动员和职业摔跤选手该怎么办呢？

专业运动员也是靠控制饮食瘦下来

众所周知，男性的基础代谢量本身就很高，再加上运动员每天的运动量完全是超乎常人想象的，那为什么大多数运动员都不是瘦瘦的呢？

尽管其中也有身材健美的人存在，但绝大多数的相扑运动员和职业摔跤选手都是身形魁梧而且大腹便便的模样。

他们的身材之所以会是这样，主要是因为比赛的需要，而要想保持这种身材，就必须通过大量的进食保证摄入的能量比运动消耗掉的更多。可以说，这是有意为之的。

对那些需要减轻体重的运动员来说，如果不控制饮食的话，也是无法成功减掉体脂肪的。

任何一个运动员，要想减轻体重，都必须控制饮食。

如果仅凭运动就可以瘦下来的话，那么运动员应该都是瘦子。在这个问题上，男人和女人都是一样的，基本没有性别上的差异。

就连基础代谢量比普通人高很多的运动员都是这样，由此可见，如果不对饮食进行控制，想要减掉体脂肪是非常困难的。

准确地说应该是，即便坚持运动，如果不改变饮食习惯的话，仍然无法减轻体重。

现在很多夸大其词的广告都声称"只要×××就能快速减肥"，但只要你仔细看就会在这个广告的角落发现一行不起眼的小字："效果因人而异。"

如果有人真的用这种方法瘦下来了，那么我可以很肯定地说，这个人一定是同时控制了自己的饮食。

完全不对饮食进行控制，却想减掉5～10公斤体脂肪是不现实的。希望大家都能够明白，要想实现这一目标有多么的困难。

运动饮食 1 ： 9

CHAPTER 02

没吃对才是肥胖的根本原因

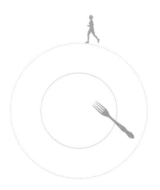

健身教练的忠告

◎ 随心所欲地吃喜欢的东西，不仅会胖，还可能得糖尿病。

◎ 市面上买的加工食品会导致肥胖和衰老。

◎ 要警惕"无添加""低盐""一日所需蔬菜量"等虚假广告。

◎ 小麦制品不利于减肥。

◎ 无法坚持三个月的减肥行为会让减肥效果很快反弹。

碳水化合物：肥胖的罪恶之源

几乎所有肥胖的人都摄入了过量的碳水化合物。

大家都听说过三大营养元素——蛋白质、脂肪和碳水化合物吧？

碳水化合物就是我们常说的糖。

为了便于大家理解及统一称呼，本书中所说的糖指的就是葡萄糖。

葡萄糖可以说是人类唯一的能量源。如果没有葡萄糖，人体就无法产生供给大脑和肌肉正常运动的能量。

在食物中，米饭、面条、面包等可以说是碳水化合物的典型代表。除此之外，像点心之类的甜品也属于碳水化合物，如果将果糖也算在内，那么水果也可以被包括进来。

如果摄入过多的能量源，能量会很容易变成体脂肪堆积起来。所以，想要瘦下来的人首先应该注意的，就是甜点、酒、果汁、米饭、面条、面包、水果等食物的摄取方式。

或许很多人会说，我当然知道方法啦，总之就是尽量减少碳水化合物的摄入，要想减肥首先就不吃米饭！

这是非常简单粗暴的方法。

对减肥来说，糖是被称为恶魔的食物，所以减少碳水化合物的摄入看起来似乎并没有错。

但果真如此吗？

接下来让我们仔细地了解一下糖。

糖分摄取过多，反而出现低血糖现象

血液流遍我们的全身，而作为能量源的糖，就以血糖的形式存在于血液中，通过血管遍布于我们的全身。

血液里血糖的浓度被称为"血糖值"。血糖值在我们消化吸收碳水化合物之后会上升，但上升量与摄取量是完全相同的。一种名为"胰岛素"的激素可以使我们上升的血糖下降到正常数值，这种激素的分泌量也是由血糖值上升的数量决定的。

血糖生成指数（Glycemic Index，GI），常简称为升糖指数，它表示血糖值上升时糖分吸收的速度（见图2-1）。

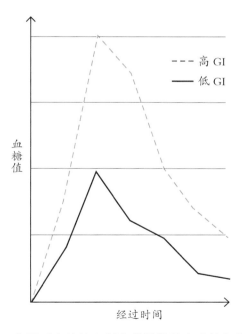

图2-1　食用后血糖值立刻上升的就是高升糖指数食品，上升慢的就是低升糖指数食品

比如说，葡萄糖的升糖指数是 100，面包是 91，白米饭是 88，这些都是不同食物使血糖上升时速度的相对值（见表 2-1）。

表 2-1　主要食品的升糖指数

谷类、面包、面条	升糖指数	蔬菜、芋类、豆制品	升糖指数	砂糖、点心、饮料	升糖指数
				糖块	108
				优质白糖	99
法式面包	93			黑砂糖	98
主食面包	91			巧克力	91
白米饭	88	土豆	90	蜂蜜	90
乌冬面	80			戚风蛋糕	89
				煎饼	89
糯米	80	胡萝卜	80	豆沙	80
红米饭	77			豆沙	78
面包圈	75	玉米	75		
玉米片	75	山芋	75		
意大利面	65	南瓜	65	日本蛋糕	69
		芋头	64	冰激凌	65

续表

谷类、面包、面条	升糖指数	蔬菜、芋类、豆制品	升糖指数	砂糖、点心、饮料	升糖指数
荞麦面	59	栗子	60	薯片	60
黑麦面包	58	银杏	57		
糙米	55				
五谷米	55			巧克力蛋糕	48
发芽糙米	54			可可	47
精粉面包	50	豌豆	51	果冻	46
精粉面条	50	甘薯	48	可乐	43
中华面条	50	豆腐	42	运动饮料	42
黑米	50			橘子汁	42
红米	49			日本酒	35
薏苡仁（生）	49			啤酒	34
麦麸条	45	纳豆	33	红酒	32
粉条	32	扁豆	30	烧酒	30
		毛豆	29	黑巧克力	22
		豆浆	23		
		菠菜	15		

为什么要讲到糖分的吸收速度呢？关键在于前面提到过的胰岛素。胰岛素会伴随着血糖值的上升从胰腺中分泌出来，一般情况下它能使血糖值恢复到正常水平，并且将正常值以上的糖分储存在身体内。

但如果我们食用了升糖指数值在 70 以上的糖分吸收速度很快的高升糖指数食品，血糖值会在瞬间上升，我们的大脑会认为血糖上升得过快，于是迅速分泌出胰岛素。

这样一来胰岛素的分泌就过量了，导致血糖值下降到正常值以下。

也就是说，我们本来是为了提高血糖值才进食，可结果却反而陷入了低血糖的情况，于是更加想吃东西，这就是"低血糖螺旋"的陷阱。

如果我们陷入对糖分的依赖状态，那么血糖值升降的幅度会变大。当血糖值过低的时候，就会出现低血糖综合征，人会无法集中精神，情绪也变得焦躁不安，甚至可能出现抑郁。

本书主要是从造成肥胖的原因的角度对血糖进行分析，但如果无法将血糖控制在正常的状态，那么最终我们的身体会因为无法分泌胰岛素而一直保持高血糖的状态，也就是我们常说的糖尿病。

高血糖的状态是非常危险的，不仅会给血管造成负担，导致动脉硬化，还可能造成脑梗死、脑中风、心肌梗死等并发症。

随心所欲地吃，不仅会胖还会得糖尿病

很多人会认为"只是减肥而已，怎么可能得那种病呢？"，但事实上，日本糖尿病患者的数量每年都在增加。

也就是说，如果我们平时不加控制随心所欲地吃，那么都可能患上糖尿病。

除了酒喝得特别多的人和甜食吃得特别多的人之外，那些总是在外用餐和买快餐的人、饮食习惯非常不健康的人，血糖值也会逐渐升高，超出正常数值。

如果我们的饮食环境变成这样，可以说是最差的状态。

米饭其实还好，面条、面包、点心、饮料、酒……这些我们平时摄入较多的食物都是经过深加工的，升糖指数偏高。人类食用这些东西的历史只有 1 万年，和人类 40 万年的发展历史相比，是非常短的时间。

我们的身体实际上还没有进化到能轻松而充分地处理这些深加工的糖的程度。所以，我们的体内不断地重复着"血糖值提高→使劲分泌胰岛素"的过程。

现在流行的低碳水化合物减肥法，就是通过减少碳水化合物的摄入来进行减肥。

减少碳水化合物的摄入量，或许确实有减肥的效果。但通过这种方法减肥成功的人，绝大多数都出现了反弹。

之所以会出现这种情况，是因为这些人以前一直处于糖摄入量较多的状态，但是在开始减肥后糖的来源一下子断绝了。

这会导致什么结果呢？

如果一个陷入糖分依赖状态的人忽然断绝了所有的糖分来源，那么肯定会出现不适应的症状，他会感到非常倦怠。尽管凭借意志力可以暂时地忍耐这种不适的症状，但根据我的经验，绝大多数人最多只能坚持两个月左右。而两个月后等待他们的，只能是反弹。结果，这些人最后反而变得比减肥之前更胖。

另外，有研究表明，如果长期只摄取极少量的碳水化合物，可能会增大脑梗死和脑中风的危险。所以，我们应该重新分析自己目前摄取的食物种类和量，尽可能选择升糖指数低的碳水化合物，而不是简单粗暴地断绝糖分来源。这才是对健康最重要的。

深加工食物，即使升糖指数低也应避免摄入

让我们继续升糖指数的话题。看到 40、41 页的升糖指数表（表
2-1）之后，大家可能会感到有些奇怪。最左边的谷物类倒还好，
但位于中央的蔬菜和最右边的加工食品类，有些的升糖指数竟然
出乎意料地高，而有些却出乎意料的低。

特别是可乐 43、运动饮料 42、啤酒 34，升糖指数可以说非
常低。或许有人会觉得，既然它们的升糖指数这么低，肯定不会
升高血糖值，那就放心地喝吧。

但实际上只看升糖指数是不行的。

首先我们必须知道升糖指数是如何测定出来的。

升糖指数是一个相对值，代表我们从食品中摄取 50 克碳水

化合物，血糖上升的值与葡萄糖的比例。

$$升糖指数 = \frac{"试料"（摄取时血糖值上升曲线的面积）}{"葡萄糖"（摄取时血糖值上升曲线的面积）} \times 100$$

　　这就是升糖指数的计算方法，大家都看到里面的"面积"两个字了吧？因为这个数值是通过面积来计算的，所以就算血糖值上升得缓慢，如果上升时间比较长的话，升糖指数仍然会很高；而短时间内血糖值迅速上升然后迅速下降的话，升糖指数仍然很低。

　　也就是说，像可乐、运动饮料、啤酒等含糖量较高的液体，因为血糖值会迅速上升然后迅速下降，所以表现为升糖指数的数字很低。

　　因为胡萝卜、南瓜、土豆等天然食物的升糖指数较高，所以可能有人觉得这些食物不利于减肥，应该尽量避免食用。

　　但如果真的有人因为胡萝卜吃多了而变胖，那我真想和他见一面。

　　这主要是因为测量时试料的问题。在对升糖指数进行测量时，日本用白米饭、美国用白面包的葡萄糖作为基准，1 碗米饭含有 50

克葡萄糖，而同样 50 克的葡萄糖，需要 3 根 200 克的胡萝卜。

　　因为胡萝卜中还含有丰富的食物纤维，所以用米饭作为基准进行测量本身就是不合适的。另外像南瓜和土豆等蔬菜的升糖指数高也是出于同样的原因。

　　升糖指数的测量方法刚刚确立不久，其中的数据由于摄入方法的不同也会出现变化。正如前文所说，美国和日本连测量的基准都不同，所以测量出的数值也是不同的。

　　很多人为了减肥而控制糖分的摄取，不吃胡萝卜和土豆等未经过深加工的自然食物，甚至很多减肥专家都认为这些食物容易使人变胖，实际上这些都是误解。

　　当然，任何东西都不能摄取得太多。就像啤酒和可乐，如果因为它们升糖指数低就开怀畅饮，那肯定是不行的。

　　需要我们注意升糖指数的只有碳水化合物。

　　我们应该尽量避免摄取那些经过深加工的糖，以及液体化的糖和果糖。除此之外的自然食品之中所包含的糖，基本上不用过于敏感地排斥。

垃圾食品：让人胖更让人老

垃圾食品的种类比你知道的还要多

提起垃圾食品，大家第一个想到的肯定是快餐。但大家知道垃圾食品的定义吗？

或许很多人认为垃圾食品指的就是快餐吧。

垃圾指的是"没有价值的东西"，垃圾食品也就是"没有食用价值的东西"，但更具体地说，是指含有极高的卡路里，缺少身体需要的维生素和矿物质，含有很多吸收速度极快的碳水化合物和对身体有害的脂肪，以及大量添加剂的食物。

快餐里的炸薯条、汉堡包、甜甜圈、薯片、爆米花等都属于此类，速食点心也属于垃圾食品。

蛋糕和冰激凌也属于垃圾食品，因为它们几乎不含矿物质和维生素，所以被归于此类也很正常。

更严格地说，面包基本也属于垃圾食品。

用精制小麦粉和大量黄油制成的面包，本身就是吸收速度极快的碳水化合物，并且含有大量的脂肪。另外，制作面包时还经常使用人造黄油和起酥油，为了保存还会放很多添加剂，这样的食品怎么能算是健康食品呢？

很多人经常吃泡面，或者早晨就吃两个小面包，再喝点咖啡或牛奶之类的饮料。

如果这样的人想要瘦下来，首先要做的不是仰卧起坐或者跑步之类的运动，而是应该先改变自己的饮食习惯。

摄入反式脂肪酸，等同于吃塑料

垃圾食品还存在着反式脂肪酸的问题。

所谓"反式脂肪酸"，指的是人类为了延长保质期和降低成本，而将普通的油脂氢化使其元素符号发生改变，从而产生出的自然界不存在的脂肪酸。反式脂肪酸属于化学物质，摄入反式脂肪酸，就好像是在吃塑料一样奇怪。

含有反式脂肪酸的食物进入我们体内之后，会给消化器官造成极大的负担，甚至还可能引发许多疾病。

含有反式脂肪酸的代表性食物就是人造黄油。

曾经有一段时间，人们普遍认为人造黄油是植物性油，所以比动物性油制造的黄油更加健康，但这种看法是完全错误的。

尽管人造黄油确实是植物性油，但在人类将其变为化学物质后，它就已经不再是自然的食物而是化学添加物了。

十几年前欧美等发达国家就已经制定政策来限制反式脂肪酸，美国从 2006 年 1 月开始，要求在加工食品的成分表上必须写明总脂肪、饱和脂肪酸、胆固醇以及反式脂肪酸的含量。特别是纽约，在 2007 年 6 月规定"餐饮业严禁使用反式脂肪酸"。

2013 年 11 月，美国食品药品监督管理局（FDA）宣布在全美国境内禁止生产和食用含反式脂肪酸的食品。

也就是说，给顾客提供含有反式脂肪酸的食物属于犯罪行为。宾馆早餐提供的面包旁边如果放的是人造黄油，那么宾馆老板就会被逮捕。

很多人认为美国是垃圾食品大国，但就连垃圾食品大国都严禁使用反式脂肪酸了，可见其危害有多么严重。

除了美国之外，欧洲很多国家加强了对反式脂肪酸的管制，我们的近邻韩国也提出了"消灭反式脂肪酸"的宣言。中国也开始强制要求在食品说明书上标明反式脂肪酸的含量。

与之相比，日本却对反式脂肪酸没有任何的限制。

根据厚生劳动省[1]的调查，日本人反式脂肪酸的平均摄入量为每天 0.92 ～ 0.96 克，或许政府认为，与每天 5.8 克平均摄入量的美国人和每天 1.2 ～ 6.7 克平均摄入量的欧洲人相比，日本人的摄入量很少，所以没有直接进行限制的必要。

这就是所谓的"没有造成直接影响"吧！

但日本人真的可以就这样放下心来了吗？

日本对反式脂肪酸的态度还只停留在控制过量摄入、减少摄

[1]厚生劳动省是日本负责医疗卫生和社会保障的主要部门。——编者注

入量的程度，而世界上最发达的国家美国却已经将其认定为"应该从食品中去除的危险物"，禁止一切使用。仍然堂而皇之地销售含有反式脂肪酸食品的日本，能算得上是一个安全的国家吗？

只要对商场里销售的食品原材料进行一下检查就会很快发现，日本的超市里销售的食物，绝大多数含有人造黄油、起酥油以及人造奶油等反式脂肪酸。

如果对反式脂肪酸进行限制，那么食物的成本就会提高，物价也会随之上涨。这是会对整个国家造成影响的大事。

在营养学上已经处于发达国家最低水平的日本，将来和其他发达国家之间的差距只会越来越大。

垃圾食品中过量的糖分加速人体衰老

另一个体现垃圾食品危险性的东西就是 AGEs。

AGEs（Advanced Glycation End-products）是"晚期糖基化终末产物"的英文缩写，指的是过量的糖和蛋白质通过热结合后产生的物质。

蛋糕烤熟后会呈现出暗橙色，这就是蛋白质和糖热结合产生的"糖化反应"。

　　我们摄取的碳水化合物会以血糖的形式遍布我们的全身，当血糖与体内的肌肉和皮肤等蛋白质结合后就会产生出 AGEs。现代科学认为，AGEs 是导致我们出现黄褐斑、皱纹以及皮肤松弛的原因。

　　除了外在表现，AGEs 还可能引发白内障和心脏病。血糖值越高，表明体内的 AGEs 越多，这也意味着发生疾病与死亡的风险更高。

　　之所以说血糖值越高的人老得越快，就是因为 AGEs 的缘故。

　　尽可能选择那些不会使血糖值急速上升的食品，不过量摄取糖分，可以防止 AGEs 增加。

　　AGEs 不仅会在我们的体内产生，经过热处理的糖化食物本身也含有 AGEs，其中约 7% 会进入我们的体内。世界上的所有食物，除了生鲜食品和发酵食品，基本上都要经过热处理，因此 AGEs 的产生几乎可以说是不可避免的，如果摄入过多的 AGEs，我们的身体就会老化。

　　尽管摄取 AGEs 并不会立即对我们的身体产生影响，但垃圾食品中含有大量的 AGEs，如果再搭配含糖度极高的碳酸饮料一起摄入，那么可以说是一种非常不好的饮食状态。

希望大家记住：糖化 = 细胞老化。

没有健康年轻的身体，减肥便失去了意义

我们平时吃的那些非天然的食品，都会给我们的身体带来不好的影响。如果只关注卡路里和进食量，那么就会忽视这些更加重要的因素。尽管减轻了体重，却因为斑点和皱纹，使我们看上去显得苍老，甚至血糖值异常使我们患上糖尿病，那么减肥也就失去了意义。

通过自然的形式摄取人体必需的营养元素，对美丽和减肥的成功来说是非常重要的。

体脂肪只有在人体发生正常反应的时候才会燃烧。

这不是指通过运动增加肌肉，而是指人体激素和内脏功能正常运作，身体发生正常变化。

前面说过基础代谢量的绝大多数都是由内脏运动消耗的，如果摄入过多非天然的食物，喝过量的酒，会给人体负责解毒的肝脏和肾脏造成极大的负担。

因为这两个内脏的代谢量非常大，如果它们受到影响导致代谢量降低的话，不管怎么控制卡路里的摄入，对减肥来说也是非常不利的。

与其相信那些声称具有燃烧脂肪效果的广告，或者食用非天然的减肥食品，不如充分发挥自己身体的功能，只有摄入对身体有好处的食物，才是减肥和防止老化的最佳方法。

加工食品：你吃的全是体脂肪的来源

便利店里的巧克力不是真正的巧克力

我做健身教练帮助人减肥时，经常听到会员说"我非常喜欢吃巧克力，没办法彻底放弃！"。每当这个时候我都会问对方："你吃的是什么巧克力？"

绝大多数人的回答都是"在便利店买的普通的巧克力"，但我要告诉大家，实际上这些都不属于真正的巧克力。

大家在购买食品的时候肯定没有仔细看成分表的习惯。

当你在便利店购买巧克力点心的时候，请一定看一看包装袋上的成分表。

一般第一个写的都是砂糖。没错，这就是用砂糖制作的巧克力味的食物，并不是真正的巧克力。换句话说，就是巧克力味的糖。

众所周知，成分表是根据含量多少决定排列顺序的。所以那些价格便宜的巧克力点心，基本上排在成分表第一位的都是砂糖。

还有包装正面写着"可可含量 75%"的黑巧克力，翻过来看成分表，排在第一位的仍然是砂糖。

真正喜欢巧克力的人，应该选择可可粉排在成分表第一位，砂糖排在第二位甚至第三位之后的。

当你吃过真正的巧克力之后，再品尝你之前购买的巧克力点心，肯定会发现味道完全不一样。然后你就会发现，其实你喜欢的并不是巧克力，而是砂糖。

"无添加""低盐"是不健康食品的惯用幌子

不只巧克力，所有的加工食品都是如此。

我认为最危险的事情莫过于"不知道自己吃的是什么，却仍然一直在吃"。

这不单单是会不会变胖的问题。不知道自己买回来并且吃下去的东西究竟是用什么做的，这对健康究竟是好是坏？简直是难以想象的。

我们买的面包是真正的面包吗？面包店的面包很快就会变质，但便利店的面包即便在夏季放上三天也不会坏。这两种面包真的是同一种食物吗？恐怕真正喜欢吃面包的人，觉得便利店卖的面包根本就难以下咽吧。

为了在 24 小时便利店里进行销售，不管是便当、面包，还是蔬菜，都必须进行防腐加工。其中有的商品在成分表中注明了所添加的成分，也有的商品没有进行任何标注。

很多号称"无添加"和"低盐"的商品很容易被误认为是健康食品，但实际上还是应该看成分表的内容。尽管没有防腐剂，但其中肯定含有取代防腐剂的成分。

低盐食品会使用合成调味料来增加味道，还有无法通过盐来保存的食物，一般都会添加人工防腐剂。

究竟什么才是健康和安全的呢？

看到这里，或许有读者会认为"吃什么都是不安全的"，但我并不是为了吓唬大家才这么说的。

为什么要有 24 小时便利店呢？正常来说，一天中任何时候都可以吃到东西的状态本身就是不正常的，但现在我们却对这种状态习以为常，这是非常危险的。

知道吃的太多会变胖，但是却不知道应该吃什么才好的读者，一定要记住以下两点：

必须检查加工食品的原材料名。

必须知道自己吃的是什么。

零卡路里饮料让肥胖风险增加六倍

注意健康饮食的人，对于前文中提到的高糖和高脂肪的食品非常敏感，所以他们会尽可能地选择一些看上去没有危险的食品。尽管他们的出发点是好的，但其中却潜藏着危险。

有一些商品就是专门为那些号称"尽量不摄取糖分"的人群准备的。

在便利店的饮料货架上，我们经常能够看到零卡路里和低卡路里的饮料。尽管这些饮料的味道和普通饮料没有什么区别，但是却几乎不含有卡路里。

根据日本的营养成分表示基准，每100毫升含有5千卡以下热量的食品或饮料，就可以标注为"零卡路里"。

而"低卡路里"的标准是每100毫升20千卡以下。

也就是说，一瓶500毫升的饮料，最高可以含有99千卡的热量，仍然符合低卡路里的标准。

尽管所谓的零卡路里并非完全没有，但这些饮料又是如何在保证甜味的基础上降低卡路里的呢？

答案是人工糖精。

人工糖精正如字面意思一样，就是人工制作的糖精，并不属于人体本来所需要的天然食品。

而且人工糖精虽然甜，却不像普通的糖那样能够作为能量升高血糖值。如果你认为这很好啊，那就大错特错了。

当血糖值降低的时候，我们的身体会为了升高血糖值而产生出摄取碳水化合物的欲望。如果我们饮用低升糖指数值的饮料，那么仅仅满足了摄取甜食的精神欲求，因为血糖值没有上升，所以生理上的欲求是永远也不会得到满足的。

前文中已经提到，糖分会使我们的血糖值迅速上升，同时导致我们的身体分泌大量胰岛素，结果出现低血糖状态是非常危险的。

但在血糖值没有上升的情况下，只有味觉品尝到甜味，也是值得我们思考的问题。

从理论上来说，虽然这不会增加我们的体脂肪，但会使我们不满足于其他食品天然的味道，同时使我们在味觉以及精神层面上都对甜味变得迟钝。

没有任何证据表明人工糖精对肥胖和糖尿病人有好处，反而是定期摄取人工糖精的人，与很少摄取人工糖精的人相比，出现肥胖和糖尿病的概率高出六倍。

如果只关注卡路里而忽视了其他的因素，那么就会走入误区反而变成容易发胖的体质。

减肥食品经常号称低卡路里和营养均衡。但实际上绝大多数的减肥食品中都含有大量加工过的反式脂肪酸，并且辅以人工糖精。

有的食品上会带有国家认证的特殊保健用食品标志，普通消费者会认为这是有保障的健康食品。

但与天然的食品相比，利用人类化学加工的营养元素制造的非天然的食品，绝对称不上健康和安全。

号称不会产生体脂肪的油，实际上主要成分就是反式脂肪酸。那些在宣传上号称对身体有益的食品，仔细想来其实并不安全。

如果被卡路里和营养元素所欺骗，而忽视了身体真正需要的成分，是无法成功减肥的。

浓缩蔬菜汁和果汁营养元素早已不见

在前文中我也多次提到，食品广告里常说的"健康"实际上和"真正的健康"相去甚远。

市面上卖的蔬菜汁和果汁就是典型的代表。

一瓶蔬菜汁号称能够满足人体每日所需的蔬菜摄入量，而且与可乐和汽水等含有大量砂糖的饮料相比，100%纯果汁往往给人一种安全和健康的印象。

但实际上，所谓的浓缩果汁却与其标榜的健康形象完全相反，因为其中只含有大量的果糖。

　　浓缩蔬菜汁，首先利用各种方法将天然水果汁里面的水分去除，然后再添加水分使其变成果汁。之所以要这样做，是为了在运输的过程中减少物资的总容积从而大幅削减运输成本。而当再次将果汁进行销售时，为了保证果汁具有水果特有的香味，必然会添加一些香料。

　　还原果汁的方法有很多，但无论用什么方法，在还原的过程中都会破坏水果的营养元素，所以商家会在后期添加一些维生素用来补充损失的营养成分。也就是说，我们购买的蔬菜汁和果汁之中所含有的，已经不是天然的营养元素了。

　　商家为了降低成本使用的原材料都是不知道在什么地方种植的水果和蔬菜。如果种植户使用了大量的农药，那么在制作果汁的过程中肯定会有农药残留下来。

　　买新鲜的蔬菜和水果需要花很多钱，可一瓶 100 日元[1]的蔬果汁就能满足一天所需的营养元素。蔬果汁是水果和蔬菜经过加工后的产物，按理说应该更贵才对，这究竟是为什么呢？

---

[1] 按近期汇率，100 日元约相当于人民币 6.2 元。——编者注

　　还有一点需要注意，那就是糖分。蔬果汁中除了含有砂糖之外，看配料表还会发现里面含有许多碳水化合物。实际上，果糖也是糖，喝了蔬菜汁和水果汁后血糖值必然会上升。

　　也就是说，水果汁与其他的饮料差不多。

　　本来是为了身体的健康才喝蔬果汁，结果喝多了却导致血糖值上升，甚至有人因为喝了太多蔬菜汁和水果汁得了糖尿病。很多人认为"对身体有好处的东西，多喝点也没关系"，却不知这样做会导致很严重的后果。

　　很多人认为果糖比白砂糖更安全，但从前面对 AGEs 的阐述来看，果糖糖化的速度比葡萄糖高 10 倍，更容易产生 AGEs。

　　尽管果糖与葡萄糖相比不容易使血糖升高，比葡萄糖更安全，但这指的是通过天然水果摄入的果糖。我们在直接吃天然水果的时候会同时摄取食物纤维，所以不会出现过量摄取果糖的危险。

　　但果汁中不但没有食物纤维，而且果糖含量很多，所以会使血糖值急速上升。

　　我并不是说蔬果汁完全不能喝，我只是希望大家知道，市面上卖的蔬果汁和可乐之类的饮料没有什么区别，绝对算不上什么健康饮品。

不过我们自己在家用榨汁机制作的纯天然果汁确实是非常健康的。

使用新鲜蔬菜和糖分较低的水果，榨汁后立即饮用，就不用担心营养元素被破坏，这是非常安全且有效的方法。

小麦制品对减肥不利

最近还比较流行"无谷蛋白减肥法"。

谷蛋白是存在于小麦等谷物胚芽里的一种蛋白质，在和面时会产生黏性和弹性。

因为谷蛋白会损伤肠壁，所以被认为是导致小麦过敏的主要原因，但近年来有研究发现，谷蛋白具有促进食欲的作用。研究表明，谷蛋白所含有的成分会刺激食欲，使人无法控制食欲而过量进食，最终导致肥胖。

小麦制品，包括面包、意大利面、拉面、乌冬面等面类，还有蛋糕和甜甜圈等点心都含有谷蛋白。

不含有谷蛋白的大米、米粉制品，纯荞麦粉制作的荞麦和粉丝等，则比较安全。

因为有些好莱坞明星通过不吃谷蛋白的方法成功减肥，所以"无谷蛋白减肥法"最近一下子火了起来。

本来含有谷蛋白的食物就是很容易使人肥胖的食物，以面包为主食的美国人如果不吃那些食物，那么碳水化合物的摄入量必然减少。此外，在减少碳水化合物摄入的同时，将主食换成大米和荞麦，这也是那些明星瘦下来的原因。

由此可见，以面包为代表的小麦制品对减肥不利。市面上销售的面包大多都是用人造黄油制作的，含有大量的反式脂肪酸，面包店现做的面包里面也含有大量黄油。而且与之相搭配的食物和饮料都是减肥的大敌。

虽然也有使用升糖指数比较低的全麦粉和黑麦制作的面包，但这些种类的面包与日式料理为主的健康食品并不搭配。

早晨和中午都以面包为主食的话，副食吃得少，摄取的营养元素也会变少。而且吃面包饿得快，于是就很容易经常吃零食。

我并不打算否定关于谷蛋白的研究结果，本来以小麦为主食就对减肥不利，如果采用谷蛋白减肥法，就要采取以日式料理为主的健康饮食，也确实有人这样瘦了下来。

面包和蛋糕自不必说，但我个人感觉乌冬面和意大利面并没有促进食欲的作用。所以对于谷蛋白减肥法我也是心存疑问的。不过，放弃小麦食品的话，就必须选择大米，从这一点上来说也算是具有积极的意义吧。

欧美人如果不吃小麦的话，他们的饮食习惯会发生巨大的改变，但日本人本身就不以小麦为主食，所以采用谷蛋白减肥法感觉收益并不大。因为谷蛋白减肥法只要以米为主食即可。

不过现代日本人的饮食习惯愈发地西洋化，如果能够通过这个契机使日本人恢复以大米为主的日式料理饮食习惯，那么也是一件好事。

减肥到底该做加法还是减法？

　　减肥，顾名思义是"减掉重量"的意思。很多人认为减肥就应该少吃。因为"肥胖"的原因就是"吃得太多"，只要减少食物的摄取量，就会瘦下来。

　　当然，如果减少食量，那么体重确实很难增加，基本上能够达到减轻体重的目的。但这个方法也并非完全没有问题。

　　比如我们吃一袋奶糖，会感觉到吃到肚子撑起来吗？恐怕不会吧。

　　或者使劲喝果汁，喝到肚子都胀起来为止，但过一会儿上几次厕所，肚子马上就空了……想必每个人对这些情况都不陌生。

如果我们吃一些对身体有好处的食物，比如糙米、味噌汤、鱼、蔬菜之类，用这样的食物饱餐一顿，我们不但能够长时间地维持饱腹感，而且因为这些食物容易消化吸收，对内脏也不会造成负担。

因此从结果上来说，前者更容易使我们肥胖。

很多正在减肥的人，每天早晨只吃一个甜甜圈，而且因为害怕吃饭变胖所以只吃小点心，总之想尽一切办法"减少食量"。

但他们平时总是吃一些零食，或者晚饭后来一罐啤酒，这样的话就算坚持健康的饮食，也是很难瘦下来的。

加法——运动万能的想法是错误的！

本书面向的读者群主要分为两种类型。

第一种类型就是"认为不改变饮食习惯，只要靠运动就可以减肥"的人。

这种类型的人不愿意改变自己现在的饮食习惯，希望能够随心所欲地吃自己喜欢的东西，认为只要多运动就能够将吃下去的东西消耗掉。

很多人认为"因为我平时几乎不怎么运动，现在我开始运动的话一定会瘦下来的"。

但实际上运动不能达到想象中的效果。运动消耗的能量如果能够比摄入的能量更多，那么确实可以减肥，但正如上一章中说过的那样，运动减肥是非常没有效率的。当然，如果能够坚持一年的话，身体确实会发生一些改变，但与付出的辛苦相比，得到的回报却并不明显。

而且，对那些食量比较大，因此需要更大的运动量来消耗能量的人来说，一旦停止运动，那么等待他们的只有反弹。

每天都吃很多，同时做大量运动的生活是不现实的。

而且，大量运动后的成就感，会使你的食欲变得更加旺盛，结果只会陷入越减越肥的深渊无法自拔。

给日常的生活突然加上大量的运动，是非常不明智的选择，特别是曾经减肥失败过的人，最好不要选择这种方法。

减法——限制饮食的想法也是错误的！

还有一种类型，这种类型中年轻女性特别多，那就是"认为只要减少食量就能够瘦下来"的人。

　　在下一章中我将为大家介绍什么样的饮食方法才是正确的，本章主要是告诉大家应该避开哪些危险的食品，以及改善饮食习惯的重要性。造成肥胖的原因基本上都是我们摄入了太多容易使人发胖的食物，所以用减法来减少食量当然也是必要的。

　　但我们的目的是最有效地减少体脂肪。而要想减少体脂肪，营养元素是必不可少的，这必须通过食物摄取。

　　虽然吃得太多会变胖，但如果连人体必需的营养元素也不摄入的话却是非常危险的，轻则导致营养失调，重则导致厌食症。

　　还有人在节食的同时拼命运动，这种状态会使身体所需的营养元素陷入枯竭，与其说是减肥不如说是在减命，而且这种极端的方法也更容易出现反弹。

不能坚持三个月以上的减肥方法都是毫无意义的！

　　前面列举的两种类型有一个共同点，那就是"无法融入日常的生活之中"，也就是说，这是无法长期保持的极端的生活习惯。

　　希望短时间内得到结果的人都是容易变胖的人。因为短期内瘦下来的身体也会在短期内胖回去。

　　这种情况被称为身体的常态性，想让身体适应目前的状态至少需要三个月的时间。而且通过三个月的时间塑造出的身体，必须再保持三个月以上才能让身体适应。

　　减肥最重要的就是保持减肥成果。为了保持迅速发生变化的身体，难道要一辈子过那种节食和大量运动的极端生活吗？这一定很难坚持吧。

　　如果用 1 年的时间减掉了 10 公斤的体重，必须再花上 1 年的时间保持减肥的成果。

　　容易肥胖的人和容易反弹的人，都以为"如果减肥成功，就可以像从前那样随心所欲地吃了"。这是完全错误的想法。只有"不再像从前那样看到什么都想吃"才是减肥成功的标志。

　　因此，为了成功减肥，我不推荐给日常生活增添负担的"加法"（增加运动量）。除了喜欢运动的人之外，我对普通会员的建议都是一周最多来两次健身房。

　　有一些希望快点瘦下来的人，一周会来三四次，但我也会告诉他们不用勉强自己每天都来跑步。当然，如果他们能够一直坚持下去的话我也是不会阻拦的。

相反，"减法"（过分限制饮食）做太多的人也是不对的。什么都不吃，最终的结果只能是导致营养不良，而且难道要一辈子都吃那么一点没有营养的东西吗？

这也很难做到吧。

所以要想成功减肥，我们必须要有能够做出选择和取舍的能力。

我们要知道什么东西对身体来说是必不可少的，不能胡吃海塞，不能总挑选一些没有营养却热量高的东西来填饱肚子。我们应该选择能够提高身体代谢量、更容易燃烧体脂肪的食物，少量摄取营养价值高的食物。

在下一章中，我将为大家详细介绍食物的选取方法。

运动饮食 1 ： 9

CHAPTER 03

让你越吃越瘦的
高 N/C 比食物减肥法

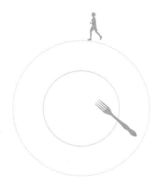

健身教练的忠告

- 减肥的关键在于食用高 N/C 比食物。

- "吃不胖的油"不仅不会让人胖，还可以使人瘦下来！

- 购买食物时尽量选择新鲜食材制成的食物，如果一定要买加工食品，请买贵三倍的食物。

- 喝酒本身不是让人发胖的原因，不对的酒和下酒菜，才是让我们长胖的罪魁祸首。

- 断食的主要目的不是减肥，而是排毒和升华我们的精神，为身体打开燃烧体脂肪的开关。

吃高 N/C 比食物不会变胖

食物决定身体状况

在第二章中，我为大家介绍了我们身边的食物，以及那些被认为是健康的食品实际上具有的危险性。

或许有人会问："那么我们究竟应该吃什么才好呢？""如果怕这怕那，岂不是什么都不能吃了？"

本来，全天 24 小时，任何时候都可以得到任何食物并且可以吃下去的这种状态就是非常不自然的。难道没有人对这种食物的存在产生过怀疑吗？

在本章中，我将为大家介绍吃了也不会变胖的食物。

当然，虽说是不会变胖的食物，但如果吃多了的话，能量还是会变成体脂肪积累下来。但我们吃的食物会给我们的身体提供营养元素，并且在我们的体内发生化学反应，所以"吃什么"仍然是一个非常重要的问题。

我们身体的细胞每天都会不断地发生细胞分裂。据说在 1 年的时间里，我们身体里的细胞会完全更换一次，而使身体细胞发生分裂的原料，就来自我们对食物的消化和吸收。

如果我们摄取了非天然的食物，身体也会将其消化吸收。但身体会对此产生出抗拒反应，长期下来会对身体造成不好的影响，甚至引发疾病。如果我们的身体不能进行正常的反应，那么很容易积蓄体脂肪。

也就是说，你现在的身体状态，是你选择、摄取、吸收的食物所表现出的结果。所以，在不改变饮食习惯的前提下，想通过其他的方法改变你的身体状态是非常困难的。

与其以运动为主进行减肥，不如考虑改变一下饮食习惯，效果会更加明显。

吃了对身体有害的食物，仅凭运动是无法使身体得到改善的。因为，如果我们吃的是对身体有好处的东西，那么根本就没有减肥的必要了。

卡路里一样时，营养价值越高的食物越有利于减肥

食物中含有五大营养元素。在这五大营养元素中，前文已经介绍了三种：蛋白质、脂肪、碳水化合物。而含有卡路里的，只有这三种营养元素。

肉类是含有丰富蛋白质的食物，脂类食物含有大量脂肪，米饭和面包等主食含有丰富的碳水化合物。

除了这三种营养元素之外，还有矿物营养素和维生素。矿物营养素与维生素虽然不含有卡路里，但与我们身体的代谢之间仍然存在着非常大的关系。

首先让我们来了解一下矿物营养素和维生素。

某种食物矿物营养素和维生素含量与总卡路里含量的比率，被称为 N/C 比。N 是 Nutrient value（营养价值），C 是 Calorie（总卡路里）。

以大米为例。

我们平时吃的白米，其原本是糙米。糙米的糠皮和胚芽含有

丰富的矿物营养素、维生素以及食物纤维，将这些剔除的过程被称为深加工。深加工后含有丰富淀粉的胚乳就是白米。

淀粉就是碳水化合物，经过深加工之后的白米就相当于糖块一样。

那么大米的 N/C 比如何呢？

相同分量的糙米和白米，虽然胚乳都是相同的，但糙米周围的糠皮和胚芽却几乎不含有卡路里。

不过糠皮和胚芽中却含有糖分代谢所必需的维生素 B_1 和镁等营养元素，所以在分母 C 相同的情况下，糙米的分子 N 更多，所以与白米相比，糙米的 N/C 比更高。糙米不仅比白米的升糖指数低，吸收更慢，而且在相同卡路里的情况下营养价值更高，不容易产生体脂肪，是非常好的食物。

不过在食用糙米的时候需要注意以下两点：

选择无农药（少农药）的糙米。

煮饭前将糙米用水泡一段时间（夏季6小时，冬季12小时）。

首先是农药的问题。白米在经过深加工后，农药基本都被去除了，但没有经过深加工的糙米则可能残留有大量的农药。所以我们在购买糙米的时候，应该选择无农药和有机栽培的。

其次是糙米中含有的植酸和脱落酸。这两种酸本来的作用是抑制糙米发芽，但同时这两种物质还会吸收人体内的矿物营养素并且将其排出，是对人体有害的物质。通过长时间的浸泡使糙米发芽，可以让这两种物质消失。所以，在食用糙米之前用水浸泡是必不可少的一道工序。

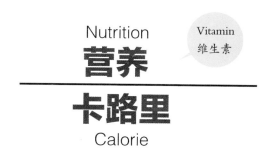

养成根据 N/C 比来选择食物的习惯

让我们回到 N/C 比的话题上来。从其他的谷物来说，精制小麦粉和全麦粉相比，因为加工程度的不同，N/C 比也是不同的。当然，全麦粉的 N/C 比更高一些。

像这样选择营养价值高的食物，就算吃得很少也能够提供充足的营养元素，是非常有效的减肥方法。

而第二章中提到的那些垃圾食品，不但含有很高的卡路里，还缺乏矿物营养素和维生素，所以 N/C 比很低。

很多人都通过控制食量和选择低卡路里的食物来进行减肥，但却没有考虑 N/C 比，这样做虽然摄取的卡路里很少，但同时维生素和矿物营养素的摄入也减少，甚至没有了。

维生素和矿物营养素是对身体的代谢非常重要的物质，是体脂肪燃烧必不可少的营养成分。说这些营养物质决定了我们的身体状况也不为过。

经过深加工的食物，基本都缺乏矿物营养素和维生素，也就是说都是 N/C 比很低的食物，便利店里贩卖的食品就属于这一类型。而且，这些食物中还含有大量的防腐剂、着色剂、化学调味料等添加剂，会给我们体内的消化吸收增添很大的负担。我们的身体需要花费更多的矿物营养素和维生素来消化这些有害物质，从而降低了对体脂肪的燃烧效率。为了防止出现这样的恶性循环，我们应该养成选择高 N/C 比食物的习惯。

高 N/C 比食物减肥法，最有效的减肥法

或许很多人都没听说过"高 N/C 比食物减肥法"。但实际上，这种方法早已被公认为最有效的减肥方法，只是最近才有了这个名字而已。

高 N/C 比食物减肥法最大的特点在于不必限制食量。

也就是说，你不用节食，只要改变一下食物种类即可。

当然，如果吃得太多，想瘦下来肯定不容易，但选择高 N/C 比的食物肯定和以前有很大的变化。

如果只为了减少卡路里，却不考虑其他营养元素的话，很容易使自己生病。

营养元素对任何人来说都是必不可少的，在摄取同样多卡路里的情况下，选择营养价值高的食物，就是高 N/C 比食物减肥法。这道理就和花一样的钱，应该买赠品更多的商品一样。

表 3-1　矿物营养元素的作用和缺乏症状

成分		作用	缺乏症状/备注
矿物营养元素	钾	调节体液的渗透压、将多余的钠排除出细胞	浮肿、低血糖、肌肉萎缩、容易疲劳
	钙	形成骨骼与牙齿（缺乏维生素D会影响其吸收，通过给骨骼负担来保证其强度）	骨质疏松症
	镁	帮助300种以上的酶素活性化，调整肌肉的收缩与神经信息的传达，调整体温和血压	脉搏不稳和缺血性心脏病、高血压、肌肉痉挛、神经过敏和抑郁
	磷	形成骨骼与牙齿，保持细胞的pH值平衡和渗透压平衡	没有缺乏症，需要注意不要摄入过量
	铁	红细胞的血红蛋白和肌肉中的肌红蛋白	注意力低下、头痛、食欲不振等症状
	锌	200种以上酶素的必要成分。促进发育、恢复伤口、保证味觉正常	成长障碍、贫血、味觉异常、皮肤炎、抑郁
	铜	红细胞的血红蛋白必不可少，很多酶素的成分	贫血，毛发、皮肤等褪色
	锰	帮助糖分、蛋白质、脂肪代谢，帮助骨骼发育	骨骼生长障碍、性功能和妊娠功能下降，过量摄取会导致中毒

要说减肥必不可少的营养元素，那就是矿物营养素中的"镁"。

镁不仅是糖分代谢必不可少的元素，还可以帮助人体内 300 种以上的酵素工作。镁主要存在于糙米、海藻和豆类之中。

镁又被称为抗压元素，会在承受压力的时候消耗，所以精神压力大的人特别缺乏镁。经常脚抽筋和便秘的人也需要多加注意。

日本人很容易缺乏镁，根据平成二十一年（2009 年）的国民健康营养调查，日本人体内的镁含量平均值，男性为 254 毫克、女性为 227 毫克。但这和 39 ～ 49 岁男性的推荐值 370 毫克（女性 290 毫克）相差甚远。

如果因为添加剂和压力的因素导致镁的消耗，那么就算摄取了必需量的镁，我们的体内仍然会出现镁缺乏的情况，所以需要注意检查自己是否出现第 86 页的表 3-1 所示的镁缺乏的症状。

另外一个减肥必不可少的营养元素是 B 族维生素。特别是维生素 B_1 和维生素 B_2，分别是帮助糖分和脂肪代谢的营养元素。

表 3-2　维生素的作用和缺乏症状

	成分	作用	缺乏症状/备注
维生素	维生素A	保证皮肤、咽喉、鼻子、消化器官等黏膜正常	注意维生素A不能过量摄取
	维生素D	促进钙和磷的吸收，坚固骨骼和牙齿	骨软化症 骨质疏松症
	维生素E	极强的抗氧化作用 保护身体不受活性氧的危害 缓解血液不畅导致的肩酸、头疼、畏寒怕冷等症状	极低可能出现神经障碍
	维生素K	出血时凝固血液 防止骨骼钙质流失	血液凝固缓慢
	维生素B_1	糖分转化为能量时的辅助酵素	增加疲劳物质的积累，食欲不振、倦怠感，手脚麻痹、浮肿、颤抖
	维生素B_2	促进脂肪代谢 促进皮肤、头发、指甲再生	口腔溃疡、口角炎、舌炎、皮肤皲裂、脱发、影响儿童成长和发育
	维生素C	抗氧化作用、促进副肾皮质激素合成，合成胶原蛋白	坏血病、皮肤皲裂、感冒
	烟酸 （维生素B_3）	帮助脂肪、糖分、蛋白质的代谢，分解乙醛	蜀黍红斑（皮肤炎、下痢、认知障碍）
	维生素B_6	帮助蛋白质和脂肪代谢	过敏性症状，眼、鼻、口、耳周围的湿疹，神经系统异常，脚抽筋
	维生素B_{12}	防止恶性贫血，合成与修复神经细胞内的核质和蛋白质	贫血，植物性食品中几乎不含有维生素B_{12}，所以素食主义者经常会缺乏

续表

成分		作用	缺乏症状/备注
	叶酸	帮助红细胞新生，胎儿正常发育必不可少的营养元素，妊娠和哺乳期间特别需要	口腔炎症、皮肤皲裂、疲劳感、通常不会缺乏，过量摄取会妨碍锌的吸收
	泛酸（维生素B$_5$）	帮助脂肪、糖分、蛋白质代谢，提高身体抵抗力	皮肤炎、成长障碍

维生素 B$_1$ 和镁具有互相协助的作用，可作为补充酵素帮助体内酵素工作。B 族维生素是水溶性维生素，无法停留在体内，摄取后会很快通过尿液排出。

所以，我们需要经常摄取 B 族维生素。缺乏 B 族维生素的话，我们的身体会经常感到疲惫，肩膀酸疼，还会出现口腔溃疡和皮肤皲裂。

另外，缺乏 B 族维生素还可能导致抑郁症，如果因为压力和摄取不足导致人体缺乏 B 族维生素和镁，会非常危险。

这些容易缺乏的维生素和矿物营养素与身体的代谢息息相关，它们的缺乏可能是导致身体瘦不下来的原因。

所以我们需要知道维生素和矿物营养元素都有什么作用，缺乏这些物质会出现什么样的情况，尽量事先预防。

想要瘦，就这样吃

用自制沙拉代替市面上销售的沙拉

　　高 N/C 比的食物不会使人变胖，对于减少体脂肪是必不可少的，那么具体应该怎么吃才好呢?

　　答案是日式料理。日式料理在 2013 年 12 月被列为世界非物质文化遗产，是日本引以为傲的饮食文化。

　　同时，日式料理是高 N/C 比食物的代表，很有借鉴意义。

　　下文中为大家介绍的日式料理，都是高 N/C 比的食物，是减肥的关键。

　　首先,让我们来看一看含有丰富维生素和矿物营养素的绿色蔬菜。

　　大家都知道，减肥基本就是多吃蔬菜，但如果我们吃的不是绿色蔬菜，那么实际上其中含有的营养元素是非常少的。

　　最常见的黄瓜、卷心菜和莴苣制成的沙拉，实际上其中含有的维生素和矿物营养素无法满足我们的摄取需要。

　　真正对减肥有效的绿色蔬菜，指的是胡萝卜、南瓜、番茄、青椒、菠菜等深颜色的蔬菜。

　　厚生劳动省对绿色蔬菜的定义是：每 100 克可食用部分的叶红素（也就是胡萝卜素）含量在 600 微克以上的蔬菜。但像番茄和青椒等一次食用量和使用次数比较多的蔬菜，也被认可为绿色蔬菜。

　　一般情况下，在吃饭时如果有蔬菜沙拉，我们就会觉得"饮食平衡"。但实际上只有真正理解蔬菜的种类和营养成分之后，我们才能够对饮食是否平衡进行判断。

　　接下来是裙带菜、海带、羊栖菜等海藻类和芝麻、核桃等种子类食物。这些食物之中含有适量的镁、钙、锌、铁等矿物营养素，还含有丰富的维生素。种子类食品中还含有优质的脂肪，所以是应该尽量多摄取的食物。

　　日式料理中的传统食物蘑菇和芋头类也非常推荐。

蘑菇很容易被看作是餐桌上的配菜，但实际上蘑菇卡路里含量很低，维生素却很丰富，可以说是高 N／C 比食物的代表，绝对有利于减肥。

芋头类虽然属于碳水化合物，但甘薯、芋头、山药中含有丰富的钾和维生素 C、胡萝卜素，还有很多的食物纤维，所以非常适合作为减肥食品。

在三大营养元素中最容易出现摄取不足的是蛋白质，我们应该主动摄取。

豆类及其制品和鱼肉中含有大量的蛋白质。虽然其他的肉也是可以吃的，但不应该作为主要的蛋白质摄取源，如果将需要摄取的蛋白质看作十成，那么其中的八成都应该来自豆类和鱼。其他肉吃得太多容易变胖，只摄取两成的话是最佳的营养平衡。

豆类除了纳豆、味噌汤、豆腐等大豆制品外，毛豆和蚕豆也十分推荐。当然，含有丰富矿物营养素和维生素，而且不会给消化系统增添负担的纳豆与味噌汤是对身体最好的。

唯一对减肥有益的动物性蛋白就是鱼肉了。鱼肉含有 DHA 和 EPA 等不容易产生体脂肪的优质的油，还含有丰富的矿物营养素，还能够为身体提供植物性食物很难提供的 B 族维生素。鱼肉能够补充豆类缺少的营养元素，并且为我们的身体提供容易吸收的优质动物蛋白。

鲐鱼、沙丁鱼、秋刀鱼等都是一次可以吃一整条的小型鱼。之所以选择小型鱼，是因为在环境污染比较严重的现代，大海与河流都被重金属与化学物质污染，小型鱼比大型鱼体内的有害物质积累浓度更低。像金枪鱼、旗鱼、红金眼鲷等大型鱼，由于食物链的关系，体内有害物质更多，应该尽量少吃。

日本传统食物，对减肥很有帮助

日本的传统食物，对减肥很有帮助。

传统食物包括绿色蔬菜，豆类、芝麻等种子类，裙带菜等海藻类，香菇等蘑菇类，芋头类，小型鱼类。

以这些食物作为主菜和配菜，再搭配糙米和味噌汤，不会给内脏增添负担，很容易消化吸收，还含有丰富的维生素和矿物营养素，正是我们前文中推荐的高 N/C 比食物（本书的附录中有简单制作日式料理的菜谱，供大家参考）。

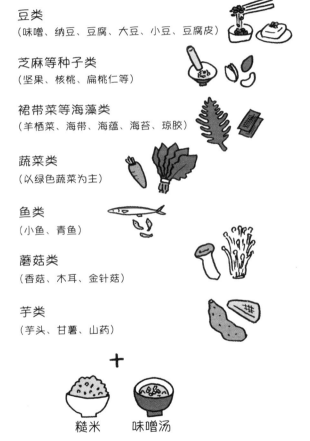

豆类
（味噌、纳豆、豆腐、大豆、小豆、豆腐皮）

芝麻等种子类
（坚果、核桃、扁桃仁等）

裙带菜等海藻类
（羊栖菜、海带、海蕴、海苔、琼胶）

蔬菜类
（以绿色蔬菜为主）

鱼类
（小鱼、青鱼）

蘑菇类
（香菇、木耳、金针菇）

芋类
（芋头、甘薯、山药）

＋

糙米   味噌汤

图 3-1　高 N/C 比的食物

这些食物都含有优质的食物纤维，食用后具有促进排便的作用，这是非常关键的。

习惯用养乐多来缓解便秘的人，一定要尝试一下"糙米 + 味噌汤 + 传统食品"的饮食方法。

相反，像蛋包饭、意大利面、咖喱饭、炒面、三明治、拉面和比萨等食品，缺少维生素和矿物营养素，却含有大量的卡路里，属于低 N/C 比食品，很容易使人发胖，对健康不利。

如果早餐吃面包，晚餐吃低 N/C 比的食品，白天再吃点甜品作为零食，一周喝几次酒，那肯定会很快变胖的。

与其找借口说自己天生就爱发胖，或者因为忙而没时间运动，不如重新审视一下自己的饮食习惯，这才是最重要的。

当然，我并不是说那些食品一点也不能吃，酒一口也不能喝。

因为只要能够判断出什么是必需的、什么是多余的即可，而不用过于严格地进行限制。偶尔吃一些自己喜欢的东西，是不会使人一下子变胖的，不过在吃了低 N/C 比的食物后，应该利用高

N/C 比的食物来进行中和，保证摄取量的总体平衡。这才是减肥的关键。

　　尽管我向大家传达了"日式料理很好"这样一种观点，但也需要大家注意，日式料理同样存在一个缺点。

　　那就是日式料理中含有大量的糖和盐。

　　日式料理为了口感会使用很多砂糖，很容易使我们摄取过量的糖。

　　与欧美人相比，日本人对盐的摄取量也很高，从食物的性质上来说，盐分的浓度也比较高。为了避免高血压和浮肿，在饮食上最好尽量选择清淡一些的口味，这是很重要的一点。

用吃不胖的油来减肥

不同种类的"脂"和"油"对体重的影响不一

在三大营养元素蛋白质、脂肪和碳水化合物之中，脂肪是仅次于碳水化合物导致肥胖的元素，所以脂肪的摄取方法也非常关键。

在减肥方法上，除了减少碳水化合物减肥法之外，减少脂肪减肥法也曾经很流行。

在第二章中已经为大家介绍过碳水化合物的内容，绝大多数人都过量摄取了碳水化合物，而且很多种碳水化合物不应该过量摄取，所以在摄取碳水化合物时，要非常注意方式和方法，但如果碳水化合物摄入量过少，对我们的身体也是有害的。

脂肪也是一样，如果完全不摄入脂肪，对我们的身体非常不好，也是十分危险的。但我们摄入的脂肪会直接变成体脂肪积蓄起来，所以很多人认为要想减肥，最好不要摄取脂肪。

实际上，脂肪也分应该避免摄入的脂肪和应该积极摄入的脂肪。

如果我们完全不摄入脂肪，可能导致肌肤干燥、头发失去光泽。

脂肪还是产生包裹细胞的细胞膜的原料。

另外人体必不可少的激素也需要脂肪才能产生，如果没有脂肪，那么需要通过燃烧体脂肪才能工作的激素就会失去作用，我们会很难增加肌肉。也就是说，如果没有脂肪，我们的身体会变得虚弱，女性可能出现月经不调、月经综合征等情况。

要想了解脂肪，首先要了解脂肪分解后产生的脂肪酸。

脂肪酸，可以分为饱和脂肪酸和不饱和脂肪酸两种。

饱和脂肪酸就是我们所说的"脂"。

不饱和脂肪酸就是我们所说的"油"。

要想区分这两者非常简单。"脂"就是在常温下呈块状的肉类的脂肪，加热后仍然能够保持某种形状的就是脂。当然，如果将这种物质吃下去，需要大量的热量去进行消化，所以它很难被消化。

如果过量摄取，那么会使我们的血液变得黏稠，甚至可能导致血栓，所以应该尽量控制脂的摄入量。

不饱和脂肪酸分为 ω–9 不饱和脂肪酸、ω–6 不饱和脂肪酸和 ω–3 不饱和脂肪酸几种。

ω–9 不饱和脂肪酸被称为一价不饱和脂肪酸，人体内可以合成，所以没必要通过食物摄取。这种脂肪酸以橄榄油为代表，因为烟点较高，所以非常适合加热料理。

ω–3 不饱和脂肪酸和 ω–6 不饱和脂肪酸被称为必需脂肪酸，人体内无法合成，必须通过食物摄取。

但这两种必需脂肪酸却具有完全相反的性质。日本人基本都

过量摄取了 ω-6 不饱和脂肪酸，却几乎摄取不到 ω-3 不饱和脂肪酸。

平时我们使用的油基本都属于 ω-6 不饱和脂肪酸，油炸和烧烤时候用的油，都是 ω-6 不饱和脂肪酸的油。

而 ω-3 不饱和脂肪酸在鱼肉中含量比较丰富，核桃和扁桃仁等坚果类、亚麻籽油和紫苏油中的含量也较高。一般来说，我们体内都缺乏这种脂肪酸。

ω-6 不饱和脂肪酸摄入过多会使人变胖，很难减肥

ω-6 不饱和脂肪酸与饱和脂肪酸一样，会使血液变得黏稠。据说还有使体内的炎症恶化的作用。如果 ω-6 不饱和脂肪酸摄入过多，可能会引起脑梗死、心肌梗死和癌症等。

ω-6 不饱和脂肪酸还被认为是导致遗传性皮炎和花粉症等过敏性症状的原因。

因为过敏是体内出现的炎症作用于身体的抗拒反应，所以在饮食上摄入过多的 ω-6 不饱和脂肪酸的话，容易引发过敏性症状。如果体内的炎症恶化，会影响到体内用来储存减肥激素的容器，结果导致我们变成容易变胖却很难瘦下来的体质。

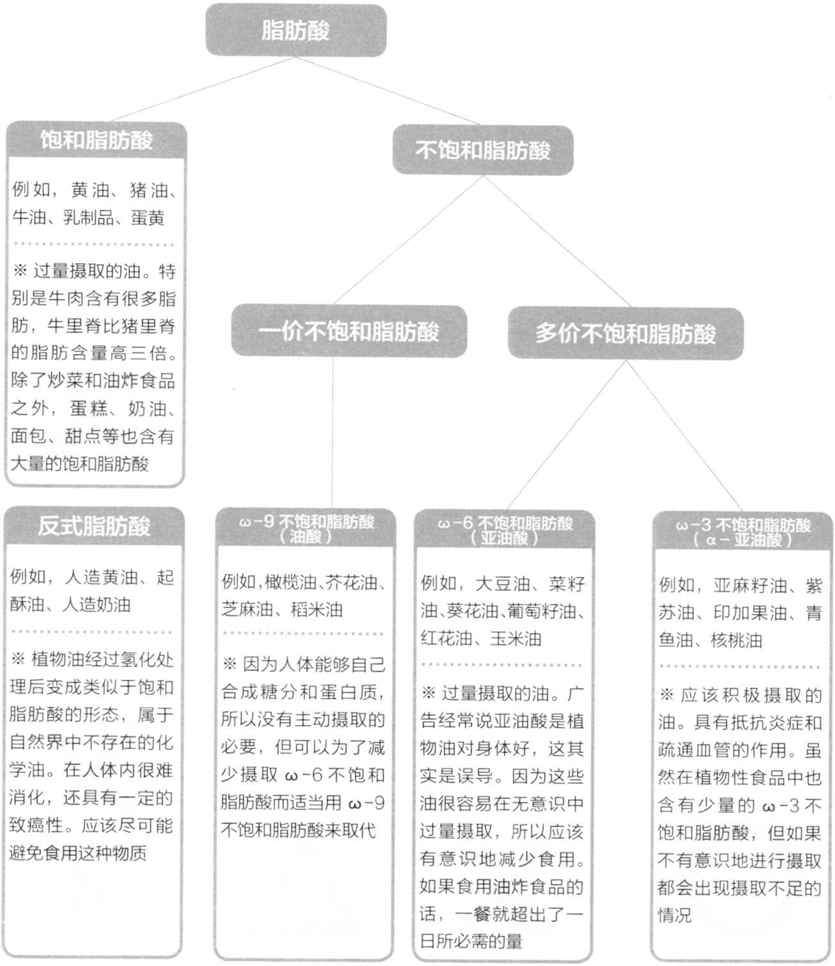

脂肪酸

饱和脂肪酸

例如，黄油、猪油、牛油、乳制品、蛋黄

※ 过量摄取的油。特别是牛肉含有很多脂肪，牛里脊比猪里脊的脂肪含量高三倍。除了炒菜和油炸食品之外，蛋糕、奶油、面包、甜点等也含有大量的饱和脂肪酸

不饱和脂肪酸

一价不饱和脂肪酸

多价不饱和脂肪酸

反式脂肪酸

例如，人造黄油、起酥油、人造奶油

※ 植物油经过氢化处理后变成类似于饱和脂肪酸的形态，属于自然界中不存在的化学油。在人体内很难消化，还具有一定的致癌性。应该尽可能避免食用这种物质

ω-9 不饱和脂肪酸
（油酸）

例如，橄榄油、芥花油、芝麻油、稻米油

※ 因为人体能够自己合成糖分和蛋白质，所以没有主动摄取的必要，但可以为了减少摄取 ω-6 不饱和脂肪酸而适当用 ω-9 不饱和脂肪酸来取代

ω-6 不饱和脂肪酸
（亚油酸）

例如，大豆油、菜籽油、葵花油、葡萄籽油、红花油、玉米油

※ 过量摄取的油。广告经常说亚油酸是植物油对身体好，这其实是误导。因为这些油很容易在无意识中过量摄取，所以应该有意识地减少食用。如果食用油炸食品的话，一餐就超出了一日所必需的量

ω-3 不饱和脂肪酸
（α - 亚油酸）

例如，亚麻籽油、紫苏油、印加果油、青鱼油、核桃油

※ 应该积极摄取的油。具有抵抗炎症和疏通血管的作用。虽然在植物性食品中也含有少量的 ω-3 不饱和脂肪酸，但如果不有意识地进行摄取都会出现摄取不足的情况

图 3-2　建议摄取的油和不建议摄取的油

ω－3 不饱和脂肪酸具有疏通血管、软化细胞膜、抑制炎症的作用，是应该积极摄取的油。

ω－3 不饱和脂肪酸和 ω－6 不饱和脂肪酸的比例，理想状态应该是 1 ： 4。或许有人认为 ω－6 不饱和脂肪酸的摄入量竟然是 ω－3 不饱和脂肪酸的 4 倍，所以需要更多地摄入，但实际上现代人的摄取比例却是 1 ： 10 ～ 1 ： 50，特别是不喜欢吃鱼的人，可以说完全没有摄取 ω－3 不饱和脂肪酸的机会。

所以在我们平时的饮食中，应该积极地摄入 ω－3 不饱和脂肪酸，尽可能不摄取 ω－6 不饱和脂肪酸，这样才有可能保持食用油摄取量的均衡。

ω－3 不饱和脂肪酸摄入过少"瘦素"不能分泌

要想燃烧体脂肪，必须有效地利用使体脂肪燃烧的激素。这样的激素有很多，其中之一就是被称为"瘦素"（Leptin）的激素。

瘦素是脂肪组织分泌的激素，体脂肪增加时为了调整身体的平衡，身体会分泌出一种提高代谢量使人体更容易瘦下来的减肥激素。

也就是说，我们人体本身就具有在体脂肪增加时自动减肥、保证身体不会太胖的系统。

但现代社会却有很多因为肥胖导致的疾病，"三高"人群更是成了社会问题。这究竟是为什么呢？

造成这种现象的原因，就在于过量摄取 ω-6 不饱和脂肪酸和反式脂肪酸的现代饮食习惯。

实际上，当我们的体脂肪增加时，脂肪细胞会自动分泌出相应的瘦素，但用来吸收瘦素的受体却出现了问题，导致瘦素无法顺利地发挥作用。

而受体出现问题的原因，就是不良的脂肪酸所引起的细胞炎症。

ω-3 不饱和脂肪酸的油摄取不足，导致炎症恶化的油摄取过多，吸收瘦素的受体就无法充分发挥作用。

在提到血糖值的时候我们已经知道，胰岛素分泌过多会使血糖值失去控制。与之相同，我们的身体从细胞分裂到产生肌肉甚至燃烧体脂肪，都需要激素来进行代谢，摄取脂肪来产生激素固然重要，但如果过量摄取反倒会出现不好的影响。

要想瘦，必须摄取正确的油。

所以我们最好通过新鲜的小鱼来摄取油，还可以摄取亚麻籽油和通过坚果类食品摄取含 ω–3 不饱和脂肪酸的油。

同时我们还需要尽可能减少动物性的饱和脂肪酸摄取，减少摄取含有 ω–6 不饱和脂肪酸和反式脂肪酸的有害油。

吃一次油炸食品所摄取的 ω–6 不饱和脂肪酸，就已经超出了人体一天所需的量，所以一天最好不要吃一次以上的油炸食品。

另外，加工食品的配料表上凡是写"植物性油脂"的，都可以看作是反式脂肪酸和 ω–6 不饱和脂肪酸。

以传统日式料理为主的饮食基本上来说是没问题的，只要在吃西餐和在外面的饭馆吃饭时，注意一下上述的问题即可。

减肥成功的秘诀在于肠道内环境

便秘：通道不畅人不瘦

说起肠道内环境，首先想到的大概就是排便问题吧。特别是便秘，据说每 4 名女性中就有 1 名受便秘的困扰。

虽然没有数据证明便秘会导致肥胖，但便秘确实存在着许多危害。从美容的角度来讲，便秘会使皮肤粗糙；从健康的角度来讲，便秘会导致过敏并且使免疫力下降。

特别是正在减肥的女性，本身吃的就少，很容易出现便秘。这时很多人会选择利用食物纤维和乳酸菌来缓解便秘。

男性如果摄取太多肉类和加工食品的话也会引起便秘，也就是所谓的肠道内环境恶化。男性在饮食习惯不好的情况下仍然会吃很多，所以需要注意消化不良导致的肠道内环境恶化。

所谓肠道内环境，指的就是肠道内细菌的平衡，肠道内有益菌、有害菌以及中性菌保持协调的状态。

导致肠道内环境恶化的原因，最常见的就是摄取了太多不含有或者食物纤维含量很少的食物。

动物蛋白中基本没有食物纤维，加工食品中也基本没有。这些都是导致肠道内环境出现腐败的原因。

当腐败进一步发展，肠道内有害菌增加，就会导致肠道内环境恶化，这会产生氨气等有害气体。这不仅会使放屁变得更臭，也是导致口臭、体臭和皮肤皲裂出油的原因。

如果我们能够保证一天排便一次，那么就可以清除肠道内的垃圾。所以，解决了便秘问题，我们的脸色和身体状况都会变得更好，也有很多人因此而瘦了下来。

由此可见，改变饮食习惯对减肥来说是最好的方法。

多摄入水溶性食物纤维，让肠道动起来

那么我们具体应该怎么做才能让肠道内环境保持平衡呢？

首先是增加食物纤维的摄入。

大家或许都不知道，食物纤维也分为不溶性和水溶性两种。在我们摄取食物纤维的时候如果其中一种摄取过多，也可能会导致便秘。

特别是很多人可能有过吃了糙米后因为腹胀而便秘的情况。这是因为，糙米中含有大量不溶性食物纤维，在吸收水分后可以在肠内膨胀 10 倍。要想将这些不溶性食物纤维排泄出去，需要水溶性食物纤维的配合。

海藻类食物中含有大量水溶性食物纤维，溶解于水中时食物会呈黏稠状。

绝大多数的食物都含有不溶性食物纤维，而含有水溶性食物纤维的食物较少，所以我们在吃饭的时候，应该注意选择含有水溶性食物纤维较多的海藻类、豆类、芋头类、根菜类、蘑菇类等食物来进行搭配。

早晨吃水果效果最好。那些吃糙米总是感觉胃胀的人，可以多选择含有水溶性食物纤维的小麦，小麦饭和杂粮饭都不错。

为了改善肠道内环境，需要使有益菌活性化。说起有益菌，大家首先想到的肯定是酸奶，但酸奶实际上是动物性的食物，所以有时也会导致肠道内环境恶化。

所以，感觉喝酸奶对肠内环境没有改善的人，就不用继续坚持了。乳酸菌等有益菌可以通过酸奶之外的发酵食物获得，纳豆、味噌汤、腌菜、泡菜等都可以。

肠漏综合征：食物不能有效吸收，人容易胖

与便秘不同，最近我们还经常听说肠漏综合征。

所谓肠漏综合征，就是在肠黏膜上出现了一个洞，我们肠内的蛋白质、细菌和病菌等通过这个洞进入我们体内的血液之中导致的疾病。

肠黏膜上漏洞，光是听起来就很吓人，这不仅可能导致便秘和体臭，还可能导致过敏性皮炎和花粉症、哮喘以及其他的食物过敏。虽然不便秘，但皮肤十分粗糙而且体臭严重的男性，应该检查一下自己是否有肠漏综合征。

　　本来肠壁黏膜是非常强的保护措施，可以防止异物的侵害，但如果黏膜出现漏洞，不但病菌会乘虚而入，就连尚未消化的蛋白质也会直接进入肠壁，这就是导致过敏的原因。

　　结果维生素和矿物营养素都无法顺利吸收，也就是说，虽然我们摄取了营养，但是却无法吸收这些营养。

　　谷蛋白是使肠壁受损伤的原因。由于肠漏综合征会导致肠道内环境恶化，所以我们在选择食物种类的时候一定要十分注意。

　　另外，肠漏综合征还可能导致肥胖，因为尽管我们选择了低卡路里高营养的食物，但是由于营养元素无法充分吸收，我们的消化器官无法正常运作，所以仍然达不到减肥的效果。

　　要想预防和改善肠漏综合征，我们应该尽量避免摄入动物性食物、小麦等谷类以及酒精，尽可能多摄取前文中提到的有益的食物纤维，以及对肠壁具有保护作用的 ω-3 不饱和脂肪酸的油。

选择不容易让人长胖的食物

抛弃工业加工食品

喝凉水都胖，无论如何都瘦不下来的人，就是因为摄入了太多不必要的东西，而真正必要的东西却摄入不足。

人类没必要吃十分饱，营养价值高的东西吃个八分饱才能长命百岁。

现代社会无论何时都能得到食物，人们只选择自己喜欢的和好吃的东西……而人类经历这种时代的历史还很短。

过去人类为了应对饥荒和战争，逐渐锻炼出了能够忍受逆境的身体。

最近出现了很多杀虫剂都杀不死的蟑螂，这正是人类长期使用杀虫剂消灭蟑螂的结果。那些没有抗药性的蟑螂都死掉了，结果剩下的都是抗药性很强的蟑螂。

也就是说，为了忍受饥饿，将营养变成脂肪储存起来的能力，是人类在进化的过程中必不可少的。现在我们羡慕的那种怎么吃也不会胖的体质，不管吃多少食物都不会变成脂肪，代谢很快的人，如果身处在饥饿环境中早就饿死了。

但现代社会无论何时都能得到食物，如果我们吃得太多，马上就会变胖，再加上有些人因为生病而无法适应当前的环境遭到淘汰，最后就剩下既肥胖又不容易生病的基因遗传下来……想一想都觉得恐怖吧！

让我们回到减肥的话题上来，本来我们的身体需要的是新鲜的食物，而新鲜的食物并不是那么容易就能得到的。特别是新鲜的生鱼片，别说在家，就是在饭店也很难找到。时令蔬菜和水果更是因为物流的关系品质下降得很厉害。

也就是说，我们平时吃的东西，都是人类为了更有效地保存而进行过化学加工的。

过去想要保存食品，只能通过晒干或者腌制，都以发酵食品为主。这是利用自然的形式制作的、非常优秀的食品。

但现在的食物绝大多数都使用的是人工防腐剂，而且因为大量生产的缘故，虽然质量低劣，但却加入大量的人工调味料使味道变得更好，甚至有些食品的颜色与外形都是经过加工的。

越是便宜的东西，其原材料的价格越低，而且都是人工大量生产、保存时间长的东西。

厚生劳动省公布了人类一天所需的营养元素的量，但这并不意味着我们每天必须摄取这些量才行。在满足营养量的基础上，只吃个八分饱才是最健康的，所以我们最好少量摄取营养价值高的食物。

现在很多食品都是通过机械大量生产的，所以其中含有很多食品添加剂。大量生产的话肯定会产生大量库存，为了保证食物的味道以及降低成本，生产商都会使用化学合成的调味料和防腐剂。甚至还有为了使食物看上去更美味而使用的染色剂。

　　也就是说，食品添加剂肯定是出于某种原因才被使用的。否则的话根本没必要费那种功夫，况且使用添加剂也是要花钱的。这些对人类来说没有必要的东西，自然也就没有摄取的必要。

　　那么，为什么我们还会买这些东西吃呢？

　　恐怕是因为这些东西便宜，可以随时轻松地买到手，然后大快朵颐，让自己享受美食的滋味吧。

购买价格贵三倍的食物，降低长胖概率

　　让我们来总结一下如何分辨会使人发胖的食物和不会使人发胖的食物。

　　首先是会使人发胖的食物。

　　容易使人发胖的食物，绝大多数都是非天然的食物。

　　判断标准是，这种食物经过多少的深加工，加入了多少化学合成物质。

　　点心就是典型例子，特别是便利店销售的那种坚果点心和甜面包、巧克力、泡芙等甜品，其中含有大量深加工的砂糖和反式

脂肪酸，还有香料以及防腐剂。

　　我无法阻止大家吃点心，但在选择点心时，请尽量选择没有添加剂的优质点心。

　　我并不是说越优质的东西越不会使人发胖，但优质的点心会选择更好的材料，价格也会越贵。所以其添加剂含量就会很少，而且由于价格很高，我们一次买的也不会太多。

　　我有一个无论如何都无法放弃巧克力和蛋糕的会员，我就告诉他"买价格贵三倍的来吃"。

　　如果把便利店卖 200 日元的甜品，都换成商场卖 600 日元的蛋糕，那么肯定不会经常买来吃了吧。因为价格昂贵的关系不得不减少频率。虽然分量只有三分之一，但满足度却有三倍。所以，请一定选择添加剂比较少的、价格比较贵的优质食品。

　　不只点心，便当也因为大量生产而含有很多添加剂。梅子杏干和腌菜中有大量染色剂，其他食物中也有化学调味料和防腐剂。

　　分量很多的米饭、味道很重的食用油、少得可怜的蔬菜，这样的便当完全没有营养可言，每天吃这样的食物，想减肥根本是痴人说梦。

接下来是饮料。除了水和茶之外，其他的饮料都不适合减肥者饮用。前文中已经介绍过的零卡路里饮料和浓缩果蔬汁，这些东西更应该注意。

看到这里，或许读者朋友不知道应该吃什么才好了。

简单来说就是，尽量少吃便宜的食物。

如果一个人肚子饿了就得吃，一天三顿都不少，而且一吃起来就吃到饱，那是什么时候都瘦不下来的。

肚子饿的时候，其实稍微忍一下就过去了。血糖值下降导致焦虑，都是由于平时的饮食习惯造成的，只要改善平时的饮食习惯，就能够控制自己的血糖值，这样就不会感觉肚子那么空，也不会出现注意力下降和焦虑。

虽然在饭店吃饭的危险性很高，但只要不是价格特别便宜的连锁店，那么与便利店相比安全性还是有保证的。尤其是最近也出现了不少注重食品安全问题的有机饭店。

当然，在以物美价廉为第一选择标准的前提下，尽管饭店存在味道太重、多油、营养失衡等问题，但在添加剂的问题上还是比便利店好点，而且菜谱是自己选择的，可以自己控制一下。

选择能看出食材原型的食物

接下来是不容易发胖的食物。

还要再强调一遍，即便是不容易发胖的食物，吃多了还是会胖的。

不管是多么不容易发胖的食物，如果摄入的卡路里量超过了消耗的卡路里量，那么脂肪仍然会积蓄，容易发胖的食物如果只吃一点点，也是不会变胖的。

所谓的不容易发胖，是从健康与平衡的角度来考虑的，并不意味着吃多少都不会胖，请大家注意。

不容易发胖的食物，是基本保持了食材原样的食物，而且最好是没有经过料理的生食。

具体来说，比如蔬菜、水果、生鱼片、海藻、蘑菇、芋类等高 N/C 比的食品。

在便利店买食品的时候，请看一下包装上的原材料名。如果在原材料名上只有食品的名字，其他什么都没写，那就是最好的。

另外，原材料名是根据含量多少按顺序写的，对身体有害的物质排位靠前的话，需要特别注意。

像我个人在便利店就只买矿泉水、香蕉、地瓜干、无盐坚果。

现代社会很难保证食物的天然性。

或许会有读者想，不容易变胖的食物竟然只有这么少，但实际上当然不是只能吃这些东西。

即使摄取了容易变胖的食物，只要在其他食物上将平衡拉回来即可。而具体应该如何平衡，则是因人而异。

像"只吃 ××× 就能减肥"这样的话，我是绝对不会说的，也是绝对不会相信的。因为这样是没法达到平衡的。

所以最终的结论就是，首先不要吃得太多，养成少量摄取营养价值高的食物的习惯。为了实现这一目标，我们需要知道各种食物里面都含有多少营养。

喝对了酒人不会胖

喝酒会变胖的说法，既对又不对。之所以这么说，是因为喝酒的方法不同，造成的结果也是截然不同的。

酒精虽然含有卡路里，但因为其中的绝大多数都会在被体内吸收和积累之前就燃烧掉，所以又被称为空卡路里。

也就是说，仅凭酒精是不会使人变胖的。

不过这里存在着两个问题。

第一个是酒里面除了酒精之外还有糖。

酒主要分为两种：

一种是酿造酒，包括日本酒、红酒、啤酒等。

一种是蒸馏酒，包括烧酒、威士忌、白兰地等。

酿造酒是谷物和果汁等经过酒精发酵的产物，其中含有大量糖分。

蒸馏酒是将酿造酒蒸馏后将酒精等挥发成分浓缩的产物，糖分已经被去除。

酒精度数较低、糖分含量较多的啤酒，一次可以喝很多，所以其使人变胖的危险比饮料更高。利口酒和鸡尾酒就更不用说了。

如果每次喝三杯以上这种酒，那么光是糖分就已经摄取过量，根本不关酒精的问题。

由此可见，烧酒、白兰地、伏特加、威士忌等蒸馏酒不会使人变胖。这些蒸馏酒因为不含糖分，所以喝点没有问题。当然，如果将含有大量砂糖的甜味饮料和这些酒混合在一起喝的话，那就另当别论了。

那么日本酒、红酒、啤酒等酿造酒完全不能喝吗？答案是：

喝是可以的，但需要注意方法。

关键在于不要喝便宜货。所有的酒都一样，越便宜里面的不纯物质越多，会给肝脏造成负担，而且很容易使人喝醉，对身体非常不好。所以最好适量地喝一些好酒。

比如说想喝乌龙烧酒，应该选择品质优良的烧酒和乌龙茶，这样就没问题了。

为了避免摄取糖分，最好不要选择含有很多添加剂和无卡路里的发泡酒。

第二个问题是下酒菜。喝酒使人变胖的原因，除了酒本身之外，喝酒时吃的下酒菜更需要注意。

喝酒会增加食欲，使人更容易吸收脂肪，所以喝酒时吃什么是非常重要的问题。

首先应该尽可能避免摄取碳水化合物。如果喝的是不含糖分的酒，那只要和平时吃的一样就行了，但在喝酿造酒的情况下，就需要注意减少糖分的摄取量。喝完酒最后来一碗拉面的习惯是最不好的。

在摄取碳水化合物的情况下，应该搭配一些蔬菜、蘑菇、海藻类等食物，可以抑制血糖值上升。秋葵、山药、蕈朴等黏稠的食品也具有同样的效果。

那么我们应该选择哪些食物来作为下酒菜呢？答案还是日本传统食物。

比如以下这些：生鱼片、生牛肉片、海鲜汤、坚果、毛豆、海藻沙拉、拌蘑菇。

这些日本传统食材的好处都有哪些呢？

我们都知道肝脏能够分解酒精，但同时也会消耗维生素和矿物营养素（具体来说是 B 族维生素、镁与锌）。正如前文所述，这些都是燃烧体脂肪所必需的营养元素。

而且这些营养元素也是促进糖分代谢和蛋白质合成，使体内酵素活性化的必要物质，如果这些营养元素在分解酒精时消耗掉了，那么就会使我们的身体容易变胖很难瘦下来。

所以，我们在喝酒的时候要尤其注意补充这些物质，保证自己在喝酒之后的第二天能够恢复回来。

偶尔断食，效果更佳

断食的最终目的是排毒

前面一直在介绍应该怎么吃才好，在本章的最后，让我们来看一看"不吃"的效果。

也就是"断食"。

最近断食减肥也开始流行起来，大家对断食的概念多少都有了一些了解。断食这个词听起来有些太生硬了，所以我一般都将其称为"斋戒"。

如果一定时间不吃东西，当然会瘦下来。但是，斋戒的主要目的并不在于减肥。

最大的目的在于排毒。

正如前文中说过的那样，在我们的体内充满了难以消化的食品添加剂和有害细胞残留的气体。

说起排毒，大家首先想到的大概是半身浴、岩盘浴、锗温浴和桑拿等能够出汗的方法，或者通过按摩来使毒素排出体外。这种由外至内的解毒方法或许有一定的效果。另外，运动也可以使体内的毒素排出。

但很多人使用了这些方法，却没有什么效果。

我在健身中心也见到过许多认为自己需要排毒的会员，他们都试过前文中提到过的那些方法，却没有太好的效果。

这种时候我们就需要除了发汗和按摩之外的排毒方法，那就是斋戒。

斋戒在德国和美国等医疗发达国家，早在几十年前就已经被当作医疗方法开始应用，斋戒具有提高身体免疫力和抵抗力，使疾病自愈的作用，可以说已经得到普遍的认知。

虽然绝食疗法在国外已经比较普及，但在日本一说起斋戒，总给人一种修行的印象，特别是断食，绝大多数情况下都会被分类为减肥。

我要给大家推荐的，并不是医疗领域的绝食疗法，而是"以低卡路里高营养的发酵饮品为主食，以健康为目的的断食"。

医疗领域的绝食，在两周的时间内只喝水，所以伴随着一定的危险性，但我推荐的方法，是可以在平时的生活中安全地进行的。

对现代人来说，感到肚子饿了的时候自然会找东西来吃，所以对"不吃"是很有抗拒感的。

但如果使我们感觉身体不舒服的原因是体内的毒素积累太多，那么我认为断食是最好的解毒方法。

人类之外的其他动物，当感觉身体不舒服或者生病的时候，一般都会选择不吃东西，安静地待着。

但是只有人类会选择吃药或者吃很多有营养的东西。要论作为生物来说哪一种方法更自然，想必大家都有答案了吧。

　　进步的医疗确实能够治愈很多疾病，虽然我建议尽量少吃药，但去医院检查还是有必要的。

　　不过日本人有些太过于依赖保健医疗，所以作为生物本来的自我治愈能力或许已经逐渐退化了。

断食能减肥，还能调整精神

　　用斋戒来减肥，确实是一种有效的方法。因为不吃东西，体重当然会下降。

　　但我认为更重要的，还是身体的生理反应和精神层面上的变化。

　　首先是生理反应，断食可以改善平时肚子饿了就必须得吃的感觉。肚子饿的感觉，是血糖值下降时需要升高血糖值的生理现象，平时我们的血糖值一旦下降，就会想要通过进食来升高血糖值。如果这种情况不断重复，那么我们体内燃烧能量提高血糖值的能力就会退化。

　　也就是说，我们的身体本身具有调节血糖值的能力，如果平时饿了的时候坚持不吃，那么身体就会燃烧体内的脂肪来提高血糖值。

当我们习惯了这种状态后，我们的生理现象就会发生改变，使我们的血糖值不那么容易下降。

这样一来，我们不会容易感到饥饿，不但可以防止吃得太多，还可以更容易做出"不吃"的选择。

当生理反应得到改善之后，我们可以进行 3 ~ 6 日左右的斋戒。虽然只有短短几天，但恐怕没几个人有过断食几天的经历吧。

这正是问题的关键所在，连续几天什么都不吃的经历，会给我们带来精神上的成就感。

斋戒结束之后有一段恢复期，在这段时间里也不能立刻恢复原来的饮食习惯，而是应该逐渐增加摄入量，在恢复期间少量摄取营养价值高的食物。

斋戒确实很难坚持，但如果能够制订一个计划并且坚持执行，那么就可以控制自己的食欲。对那些经常无法控制自己的饮食而难以减肥的人来说，斋戒可以锻炼他们的意志力。

斋戒不但具有排毒的效果，还可以改善我们的生理和精神，

给我们的身体打开燃烧体脂肪的开关。斋戒后体重不但不会反弹，
还能逐渐地燃烧体脂肪，使体重下降。

　　想通过斋戒来减肥的人，一定要详细地了解一下方法，按照
正确的信息来进行，千万不能在没有任何准备的前提下，只喝水
或者只喝市面上销售的蔬菜汁之类就开始斋戒。

运动饮食 1 ： 9

CHAPTER 04

运动饮食1：9，减重不反弹

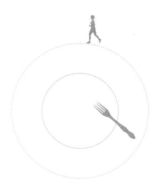

健身教练的忠告

- 运动了也没有效果，那就果断停止吧。停止运动后体重反而会下降。

- 运动最好一周两次。太少了没效果，再多了又成了无用功，一周两次运动能达到卡路里消耗的最高值。

- 散步和倒立是最值得推荐、效果最佳的减肥运动。散步不花钱效果又好，倒立不仅减肥还能够延年益寿。

- 不要用"饮食"来消除压力，那样会使人变胖，压力更大。赶紧寻找新的减压方法吧。

- 吃那些能够真正享受到美味的东西，不要因为惯性而进食，否则身体也会因为惯性不断发胖。

考虑加法与减法的平衡

减肥不单要"减"，更要"保持"

本章将为大家总结全书的主旨，也就是再次重申：减肥不应该以运动为主，而应该从改变饮食习惯入手。

但我毕竟是健身教练，所以认为运动也是有必要的。当然，如果能够坚持运动的话，肯定减肥效果会更好。

我要说的是，完全以运动为主，并且在没有相关知识指导的情况下节食减肥，最终的结果只会是反弹，我希望大家不要走这条弯路。

控制饮食确实可以限制卡路里的摄取，同时通过运动可以消耗卡路里。这样会减掉体脂肪，从而使体重减轻。

但我认为这种方法并非常态，而且没有计划性。

减肥不应该是设定一个目标，当达到目标后立刻停止，然后又回到从前的生活。而是应该在成功减肥后，逐渐恢复日常的生活，并且将减肥的成果保持下去。

这个世界上有许许多多减肥的方法，每一种都标榜简单和方便，其目的只是为了吸引消费者罢了。而减肥的根本一直都是降低卡路里的摄取，加大卡路里的消耗。

这一点可以说谁都知道，而且所有想要减肥的人也都清楚，健身教练也好，营养专家也好，都将这一点看作理所当然的事情。

可"减肥"这件事之所以存在，就在于人类无法做到这"理所当然"的事情。人们总是吃得太多，而且吃很多对身体不好的东西。所以改善意志力才是最重要的。

管住嘴、迈开腿，这一点谁都知道，而最根本的问题在于，怎样才能够做到这一点。

在第二章中我说过，减肥不应该是做加法，而应该是做减法。但那些肥胖的人，往往都喜欢选择加法。

每个人每天都只有 24 小时，谁也不可能比别人多两个小时。

如果我们在这有限的 24 小时里，不断地往里面添加事情的话会怎样呢？我们的身体肯定会支撑不住的。这样一来，我们很难从减肥的行动中感到快乐，只会感到运动给身体带来了负担。

跑步、游泳、喝有减肥效果的保健品——这些都是做加法。如果能够将跑步和游泳坚持下去，并且将它们作为生活的乐趣，那确实是非常好的事情。

但如果是以减肥为目的，很不情愿地去运动，那是无法长久坚持下去的。如果在运动的同时还要节食，那么我们每天的减肥生活都是让人感到痛苦的。当这样的生活坚持不下去的时候，这种积压的负面情绪会一下子爆发出来，这也是导致体重反弹的原因。

就算具有减肥效果的保健品喝下去真的能瘦下来，那么我们能坚持一辈子都喝这种保健品吗？这也是不可能的吧。

增加运动量不如消除变胖的原因

要想有效地减肥，应该考虑的是，如何将现在生活中给自己造成肥胖困扰的因素减掉。

请认真地想一想，哪些事情应该放弃。

但实际上也没必要将所有的事情都放弃。比如，以前你每天都要吃冰激凌，那么现在就隔一天吃一次，以前喜欢吃卡路里含量高的食品，现在就逐渐地选择一些卡路里含量低的食品。

如果你每天都要喝酒，那就每次少喝一点，或者将酒的种类从日本酒和啤酒，换成烧酒与威士忌，让你的生活逐渐适应这些细微的变化。

如果你不改掉那些使你很难瘦下来的习惯，那么减肥就无法成功。

很多认为运动才是最重要的人，强行将运动纳入自己每天的生活之中，同时为了减肥还极端地限制自己的饮食，这样的生活只会不断地给他增添压力，当他终有一天坚持不下去的时候，结果只能是反弹。

也就是说，在大量运动或者极端限制饮食的情况下，体重即使减下去了也很容易反弹。

从长远的角度来看，应该考虑生活的平衡，减掉那些不必要的东西，同时适量地运动，这才是保证减肥效果的最佳方法。

怎么运动都没有效果的话，趁早停止吧

经常有会员来找我咨询，说他现在做这么多运动，可是却一点都瘦不下来。

跑步、跳舞、肌肉训练。明明做了这么多运动，为什么看不见效果，究竟是什么地方出了问题呢？

每当我听到这种问题的时候，都会毫不犹豫地告诉他们：

"如果没效果的话，那就不要做了。"

令人感到意外的是，很多人没有"停下来"的勇气，他们都害怕一旦停下来不继续运动，自己会变得更胖，但实际上他们的这种担心都是多余的。

一般来说，人们在停止运动后的 2 周内，都会瘦 2 ～ 3 千克。这是为什么呢？

很多人认为，停止运动会减少卡路里的消耗，那么身体肯定会变胖。如果只考虑体脂肪的话，消耗的卡路里量减少，确实会变胖。

但很多人只在最开始运动的时候有减肥效果，后来就基本看不出效果了，这是因为我们的身体已经习惯了运动的状态。还有的人并不适合运动减肥。

停止运动后体重减轻，是因为身体内水分含量的问题。

关于这个问题解释起来非常复杂，所以在本书中就不详细介绍了。

简单来说，运动可以使我们的肌肉中积蓄大量的水分，当我们的肌肉中充满能量和水分的时候，我们的体重自然会增加。有的男性喜欢自己充满肌肉感的身材，但女性却不喜欢自己的胳膊和腿看起来太健壮。

当我们不运动了，这些肌肉中的水分渐渐流失，体重自然也减轻了。

　　不管出于什么原因，看不到效果的行为就没有坚持下去的必要。虽然改变运动强度和运动方法后或许会有些效果，但我认为不必如此固执于运动。

　　根据我的经验，改变饮食习惯的效果会更加明显。

　　正如前文中说过的一样，运动会消耗体内许多能量，所以肯定会增加我们的食欲。这会导致我们吃得过多，或者使我们的身体变成更容易摄取能量的体质。

　　除了那些你非常喜欢、可以从中感到快乐的运动之外，其他的运动都可以停下来了，我向你保证，这样做不会出现任何的问题。

　　最近有很多女性为了促进成长激素分泌和提高基础代谢，而选择进行肌肉训练。但这是特别需要注意的，因为贸然进行肌肉训练，可能实际练出来的体型与自己理想中的体型有差别。

　　在没有任何理论指导的情况下进行肌肉训练，很容易失败。即便是有私人教练进行一对一的指导，由于对女性身材美的认知差别，最终出现的结果也很有可能不符合会员的期待。

事实上，我经常听到女性会员向我抱怨说她是因为嫌自己腿粗才来健身中心的，结果进行肌肉训练之后，腿反而变得更结实了。

如果你没有把自己的想法和希望说出来，那么最终的结果经常是不尽如人意的。

你现在的身材，除了天生的骨骼之外，很大程度上是由你日常生活的运动和饮食习惯所决定的。

如果在没有任何知识基础的情况下进行运动，不但不能改善你的曲线和动作姿态，甚至可能使你不喜欢的部位更加明显。

经常有会员说自己本来是希望腿变细才跑步的，结果腿反而变粗了，而且膝盖还跟着疼了起来。膝盖疼痛可能是因为运动过量导致的，也可能是因为运动方法不对导致的。

不管怎样，通过增加运动量来增加卡路里消耗的方法是不正确的，因为这是在做加法。

如果从更有效率地利用时间的角度考虑，我们不应该增加运动时间和次数，而应该重视减肥的效率，这也是这本书的宗旨，以改善饮食习惯为中心，毫无疑问是最安全也最有效的方法。

那些做了很多运动但是却没有什么效果的人，一定要拿出勇气来停止运动，考虑改变自己的饮食习惯。

那些为了吃而运动的人，在停止运动之后，进食的冲动也会随之减少。

改善饮食习惯，甚至可能改变你的食欲，让你获得少吃不胖的体质。

一周两次是最佳的运动频率

我在健身中心做健身教练时，经常遇到以减肥为目的的会员说"应该每周来三四次才好吧"或者"我尽量每天都来"，他们都干劲十足地开始运动。

每当这个时候我都会以健身教练的身份向他们解释"超恢复"的理论。

所谓超恢复，指的是人类的肌肉在训练后会受到一定的损伤，恢复需要 24 ～ 48 小时，而恢复后的肌肉会比训练前更强。

也就是说，如果我们每天都运动，那么肌肉会一直处于疲劳状态，而肌肉量却不会增加，所以看不出训练的效果。

　　根据对运动训练的相关研究，将每周训练一次、两次和三次的人进行比较，发现每周训练两次的人比只训练一次的人效果好一倍，而每周训练三次的人和每周训练两次的人比则没有太大的变化。

　　当然，每周训练三次与每周训练两次相比，效果还是有不一样的地方。不只训练效果，卡路里的消耗量也是两次的 1.5 倍。所以可能有人认为，如果可能的话每周应该训练三次。

　　但请仔细地想一想我们之前提到过的加法和减法的问题。

　　根据我的经验，越是每天坚持来健身中心的会员，放弃得也越快。

　　当然，我说的不是那种把运动当作乐趣每天坚持来的会员，而是突然出现，天天都来，从器械到游泳，连洗澡带桑拿，一个不落地都用个遍的人。这些人都是支付了一个月的会费，感觉不用就浪费了，所以才每天都来的。

但这种想法却很容易导致反弹。

我们首先要知道，自己的身体是为什么变成现在这个样子的。

如果是因为每天无节制的饮食导致的，那么毫无计划地采取"总之先运动起来就能减肥"的方法，就算取得了一些成果，也无法长期地坚持下去，一旦在减肥的过程中遇到一点挫折，就会变得干劲全无。

通过运动减肥，会因为能量的消耗而感觉肚子很饿，变得非常想吃东西。所以，这种没有任何计划的减肥行动，往往是导致反弹出现的原因。

虽然不用制订十分详细的计划，但因为我们的身体不可能在短时间内发生剧烈的变化，所以至少应该以三个月为目标，制订一个能够坚持下来的训练方案。

每周两次，坚持运动三个月，总共只需要 24 次。只要 24 次的训练，再加上每天对饮食的控制，你的身体就一定能够发生巨大的改变。当然，如果再加上健身教练的课程帮助，你的体型会变得更加理想。

过于激进的方法，不但你的身体受不了，心理也跟不上变化。

对运动有特殊感情的人，很容易认为只要运动，自己的身体就会跟着发生改变。但实际上，不管是通过运动还是饮食的方法，我们身体的变化都是循序渐进的。

请仔细地想一想，你的身体是一下子变成现在这样的，还是在不知不觉间变成现在这样的？

正因为我们的身体变化十分缓慢，所以要想有所改变，也应该坚持至少三个月的时间，并且保证是具有一定计划性的坚持。

一开始的时候不要考虑运动的种类，以及哪种运动有效果、哪种运动没有效果。当然，在运动种类中确实存在更加安全有效的运动，比如有氧运动最好在肌肉训练之后，游泳比跑步更有效之类，但首先我们不用考虑这些因素，只要培养出每周１～２次让身体动起来的习惯就好。

这本书的宗旨并不是以运动为主，而是以改变饮食习惯为主。

只要每周１～２次的运动就已经足够使你的身体发生改变了。

最佳减肥运动：散步与倒立

本来在这一章里应该是主要讲运动的，但到现在为止也没介绍什么运动的内容。

我个人认为，如果只是为了减肥，那么没必要特意去健身房做运动。

如果你喜欢运动那当然好，运动不但可以锻炼身体，而且运动本身就是一个非常健康的行为。

但如果你是为了减肥而不情愿地运动，那么根本没必要花钱遭罪。把办健身卡的钱花在请一个减肥专家上反而更有效率。

虽然健身教练也有这方面的知识，但营养专家和心理咨询师等显然对减肥更加专业。

散步不用花钱

那么，不花钱我们可以做什么运动呢？

答案就是散步，也就是走路。

据说与站立和坐姿相比，走路才是人类最基本的姿势。

也就是说，当我们感觉身体不舒服的时候，走路是最好的选择。

当然，在散步的时候最好不要穿高跟鞋和皮靴，但也不是说非得穿跑步鞋才行，尽量选择走路舒服的鞋子。只要积极地坚持走三个月，那么我们的身体会发生很大的变化。

每天也不用走太长时间。如果每天都走的话，可以选择上下班时少坐一站车，或者不坐电梯走楼梯。使用计步器来监督自己的成果也是个不错的选择。

现在的智能手机都有软件可以记录自己的行走步数和距离，大家可以利用一下，如果一天能够走 8000 步以上，那就是相当可观的运动量了。

这种程度的轻松运动不但不会给我们的身体造成负担，还可以改善我们的身体状况，提高内脏功能和身体的代谢功能。

无法满足每天步数的人，可以每周找两天，每天走 30 ～ 60 分钟，地点可以选择在家附近，这样不用花钱就能够锻炼身体。

当然就算不散步我们也不会变胖的，如果只是为了减肥，只控制饮食不散步也行。

不过那样的话我们的身体功能会逐渐退化。

整天不是站着就是坐着，累了就躺着，这样的生活持续时间长了，我们或许会失去唯一自然的行为——走路。

倒立可以延年益寿

另一项推荐的运动是"倒立"。

很多人小时候都玩过倒立吧，但长大以后应该很少有人再倒立了。

近年来，倒立被认为具有抗衰老的作用，所以坚持每天倒立被认为可以延年益寿。

我们人类虽然是用双脚直立行走的动物，但祖先却是四条腿走路的。现在我们灵巧的双手，过去也是作为脚站立在地面上的。也就是说，手完全具有支撑身体的功能。

　　倒立的动作非常简单，就是整个人反过来而已。当然，如果我们的手臂平时缺乏支撑重量的训练，那么要承受整个身体的重量，对一般人来说还是有些困难的。

　　利用墙壁来进行倒立，或许可以帮助我们解决这个问题，大家可以尝试着利用墙壁来进行倒立。但是如果手臂的力量不够的话，或许有些人就连靠墙倒立这个动作都做不出来。

　　即便做出了靠墙倒立的动作，但接下来还有一个问题。

　　用手臂支撑自己的体重时，很多人的肘部都会颤抖。这是因为我们的体重对手臂来说过于沉重，甚至有些超过了正常的负荷，尤其是体重超标的人，尽量不要勉强为好。

　　倒立的另一个问题是持续时间。由于倒立时血液都聚集在头部，我们的脸会变得通红。

　　但我们的脚平时却不会聚集那么多的血液，这究竟是为什么呢？

　　这是因为我们腿部的肌肉会像一台水泵一样，将静脉中的血液重新挤压回心脏之中。

　　而我们的手臂和脖子上的肌肉却没有这种力量，所以倒立时血液会逐渐下降，使我们难以忍受。

实际上，如果我们能够每天坚持倒立，那么身体会逐渐适应这种血液聚集在头部的感觉，倒立支撑身体也会变得不再那么困难。

如果能够适应倒立的状态，那么我们的上半身也会和下半身一样，具有使血液回流到心脏的能力，我们的肩膀会更加轻松，女性的双臂也会变得更加苗条。

倒立还可以改善内脏下垂的情况，消除脸部浮肿和下半身浮肿。

虽然我们无法在倒立时行走，但仅仅倒立就可以强化我们的肌肉，预防肩膀僵硬酸痛，有效地锻炼我们的上半身肌肉。

有些人可能确实无法倒立，那么可以选择俯卧撑的方式，用双臂来支撑身体的重量。如果能够坚持一分钟的话，可以尝试将脚放在椅子等高处来增加身体的负荷，做进一步的锻炼。

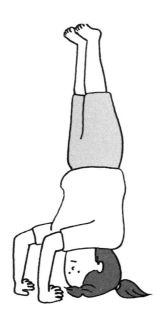

图 4-1　倒立的方法

　　头部接触地面的三点倒立法比较容易，也更容易利用墙壁作为辅助。这样做也感觉很困难的人，可以选择先头冲下面向墙壁，然后用双脚踩着墙壁向上倒立的方法。当然不管用什么方法都应该选择宽敞的场所，尽量找人在旁边辅助，注意不要受伤。

我认为，要想减肥，只要进行走路和倒立这样的运动就足够了。

但如果你的目的是拥有一个健美的体型，那还是需要更加有效的锻炼。

健美的体型可以通过运动得到，但减肥还是需要通过改善饮食习惯来实现。

只要从现在开始一点一点改善自己的生活习惯，三个月后你的身体一定会产生翻天覆地的变化。

不要让压力成为暴饮暴食的借口

导致人迅速变胖的原因之一，就是暴饮暴食。而很多人暴饮暴食的原因，就是为了"减轻压力"。

但是，压力大可以使人变瘦，却并不会使人变胖。准确地说应该是，"因为压力大而通过暴饮暴食来减轻压力，结果变胖了"。

其实我们搞错了"消除压力的方法"。毕竟，只要活着就不可能不承受压力。

我们无法测量压力的大小，"不能焦躁"的想法本身也是压力的来源。

　　当事情进展不顺利时，忽然遭遇不幸时，对将来感到不安时……不管是公事还是私事，人们经常会遇到各种各样的压力，想要将压力完全消除是不可能的。

　　为什么人们在感到有压力时会吃很多食物呢？如果是没有理性的动物，通常眼前只要有食物的话就会吃。而且一旦开始吃，就会吃到饱为止。野生动物的行动，可以说全都是围绕着寻找食物展开的。

　　但绝大多数的野生动物都不肥胖。肥胖的只有人类和人类饲养的宠物和家畜。

　　恐怕这是因为只有人类和人类饲养的动物，能够随时随地地吃到食物，而且一吃就会吃多。

　　其实我自己也是这样，普通人只要没有十分坚定的意志力，面对自己不是很讨厌的食物，都会不自觉地吃下去。毕竟人类也属于动物，吃是动物生存的本能。

　　自从我做了健身教练之后，平时就不吃零食了。但如果我眼前摆着一袋开封的薯片，我也会控制不住自己吃上一口的⋯⋯

也就是说，如果我处在不良的生活环境中，那么也可能会变胖，但万幸的是我并没有那样。

原因当然是我的面前没有那样的食物诱惑，而且我也不会主动去买，所以没有吃的机会。

如果和你一起生活的家人总是买来零食放在家里，或者在工作单位同事总愿意和你分享零食，那么你要做到不吃零食就很困难了。

就算你努力控制自己不要吃多，但只要处在这样的环境下，那么一旦你因为某些原因没有控制住自己，肯定会开始自暴自弃地大吃起来。

所以首先要创造一个有利于减肥的环境。

能得到家人的帮助是最好的，同时也要在自己能够控制的范围内，尽量不要买零食或者容易使人发胖的食物，如果自己得到了零食尽量送给别人。

就算因为压力想要暴饮暴食，但如果面前摆的是甘蓝，恐怕很多人也吃不下去吧，也没听说过谁把一冰箱的纳豆全吃了（当然，纳豆是不会使人变胖的优质食品，如果吃纳豆可以减轻压力的话请随便吃）。

总之千万不能在家里储存甜点和开袋即食的加工食品。

这些食品不仅没有营养元素，而且因为可以随时从便利店里买到，所以更加危险。当我们去便利店和超市时，绝对不能买那些不必经过料理就可以直接吃的食品。

还有一个非常重要的问题。那就是除了暴饮暴食之外，应该寻找另外的消除压力的方法。唱卡拉 OK、看电影、找朋友聊天、香薰、按摩、买衣服等，都可以消除压力。

让我们总结一下。

防止暴饮暴食最重要的两点分别是：

第一，不要买零食，家里不要储备零食。

第二，寻找一个除了吃之外，消除压力的方法。

靠"吃"来消除压力的人，当暴饮暴食之后，往往会对自己的行为感到后悔，甚至对没有自制能力的自己产生厌恶情绪，这反而会导致压力增加。

　　为了切断这种恶性循环，我们必须养成上述的两种习惯。

根据身体情况改善饮食，获得不胖体质

　　无论如何都控制不住的饮食行为，不仅因为意志薄弱，个人对待饮食的方法也是原因之一。

　　一提起减肥，很多人都认为应该限制饮食，但这实际上是错误的。如果对饮食考究一点，享受饮食乐趣的话，是不会使人变胖的。

　　就像我在第二章中提到过的巧克力问题一样，如果想吃巧克力时，就吃最高级的巧克力，那样幸福感也会更高吧?

　　而那些容易肥胖，对饮食的价值观比较低的人，无论什么东西都吃得很多，他们的目的只是填饱肚子罢了。

　　另外，认真对待饮食的人，知道如何满足自己的味觉。

　　很多选择容易使自己肥胖的饮食的人，实际上却并没有选择

真正美味的食物。

这是因为他们饮食的目的就是为了提高血糖值，为了尽快填饱自己的肚子。而这种情况下，他们很容易选择低 N/C 比的食物，也就是垃圾食品。

用这些东西来填饱肚子，就算提高了血糖值，但却没有提供身体需要的营养元素，所以细胞会认为身体仍然没有吃饱，促使我们继续进食。

不了解自己身体情况的人，就会继续吃那些营养元素低的食物，结果越来越胖。

如果将一袋薯片全部吃光才能满足味蕾，那倒也罢了。但想必很多人都有这样的经历，一袋薯片吃到一半的时候就已经吃够了，剩下的半袋完全是凭借惯性在机械性地进食。

看电视、打游戏或者工作的时候习惯同时吃点东西的人，都是习惯性进食，而并非真的喜欢某种食物。如果真的想吃，选择一些自己真正喜欢的能够满足自己的食物才是最好的。

如果就是喜欢吃这种行为，为了在保持健康的前提下享受美味，最好给自己的饮食习惯制订一个完整的计划。

结束语

减肥是一种化繁为简的生活方式

本书关于减肥的内容，都是我根据自己的经验总结出来的个人观点。

在很少有人挨饿的现代社会，减肥成了人们更加关心的问题，但却很少有人真正了解这个词。

节食、减肥（Diet）的词源是在希腊语中意味着"生活样式"和"生活方法"的 Diaita，本来的意思是"为了拥有健康的体型而进行的饮食疗法以及饮食"。身材太瘦的人通过增加食量来增加体重，使体重达到正常也可以被称为"Diet"。

但由于发达国家都将这个词用在肥胖人群减少体重上，所以产生出了"通过限制饮食来减轻重量"的意思（日本更加极端地将其解释为"Diet= 减肥"）。

事实上，Diet 的意思就是饮食疗法，不包括运动。Diet 并非限制饮食，而是改善饮食习惯（饮食疗法）。准确地说，"Diet 应该 10 分靠饮食"。

那么，"只吃 × × 就能减肥"是饮食疗法吗？这是个问题。

现代人的问题在于判断能力的下降。比如不问真假对错，只要电视或者杂志上说了某种食物好，马上就跑到便利店或者超市去买……这种现象每年都会出现。

我认为这种情况是非常危险的。

大家听说过"Literacy"这个词吗？

Literacy 原本的意思是"正确阅读和书写文字的能力"，现在被引申为"准确理解、解释、分析、记述以及表现的能力"。也可以将其理解为"判断能力"。

现代社会，人们可以通过互联网、电视、报纸、杂志以及广告等媒体，轻而易举地获取大量信息。而这其中的绝大多数信息，都是为了给信息的提供者谋取利益。

如果我们通过电视节目获得信息，应该在搞清楚该节目的赞助商究竟是谁之后才对信息进行判断；如果是通过互联网获得信息，也应该调查一下根据和出处，因为其中经常出现虚假信息和谣言。

比如"可能会……""可以认为……"之类的说法，因为并不肯定，所以不一定是准确的。

本书也是一样。包括营养学在内的科学每天都在不断进步，现在还有很多问题都没有正确的答案。我传达的只是自己总结的知识和情报，以及指导学员时自己感悟到的事实，或许其中也有一些不准确的地方。

吃肉和吃菜哪个更好？自然食物和有机蔬菜哪个更好？这些问题都不存在标准答案。只能说有人适合这种方法，有人适合那种方法。不同人种和不同体质，结果也是不一样的，而这其中还有很多不甚明了的地方。

我们不应该一遇到新的减肥方法和减肥食品就立刻去尝试，而是应该将自己日常生活中的坏习惯逐一排除。

也就是做减法。

　　我在健身中心做普拉提教练的时候，也对会员进行精神和饮食方面的减肥指导。在我的会员中有很多身材不输给演员和模特的女学员，我在对她们进行指导时发现，绝大多数拥有好身材的人，都是因为做减法而得到了良好的结果。

　　按照本书中指导的内容进行生活，不但你的体重会逐渐减轻，身体也会越来越健康，而且你的精神状态也会变得更加稳定。这一切都是经过许多人的实践所证明了的。

　　如果你坚持真正对身体有益的饮食生活，那么你的身体和精神都会进入良好的状态。

　　如果看过这本书的读者朋友能够以此为契机，通过改变饮食习惯来使自己变得更好，那将是我莫大的荣幸。

　　最后，向在执笔本书之际对我提供了极大帮助的宫崎绫子、石桥和佳以及帮助我制作菜单的妻子，致以最衷心的感谢。

森拓郎

特别附录　刷新你的身体！推荐菜单

用日本传统食物刷新身体的一周菜单

	周一	周二	周三
早	水果	沙拉（蔬菜）	羊栖菜饭团
中	糙米饭、滑子菇纳豆、味噌汤、干萝卜炖汤	糙米羊栖菜炒饭、味噌汤（炒洋葱）、芥末拌小松菜	鳄梨土豆生拌牛肉饭、味噌汤（萝卜）、胡萝卜与洋葱的芝麻味噌
零食	坚果（无盐、无油）	黑巧克力	地瓜干
晚	糙米饭、炖羊栖菜、猪肉汤、纳豆（金针菇）	糙米饭、麻婆豆腐、芝麻拌小松菜、裙带菜汤	糙米饭、炖南瓜、鸡胸肉治部煮、味噌汤（裙带菜）

　　习惯了现代饮食生活的人们，经常摄取没有营养的食物，并且过量摄入油和盐，这样容易使我们的感觉变得混乱。正如我在第三章中所说的那样，食用日本的传统食物，可以恢复我们混乱的感觉。上述的菜谱尽管非常理想，但每天都按照上面的内容来进行可能也有点困难。不过，只要坚持糙米、味噌汤和配菜这样的组合，就足够改善你的味觉与身体状况。接下来将为大家介绍一些简单的日式料理的制作方法，希望能为你的餐桌和减肥生活，带来不一样的感受。

周四	周五	周六	周日
水果	沙拉（蔬菜）	糙米饭团	水果
糙米饭、土豆、芝麻拌菠菜、味噌汤（裙带菜）	照烧鸡肉饭、金平牛蒡、味噌汤（菠菜）	豆芽山药盖饭、凉拌卷心菜	日式浇汁蛋包饭、花椰菜沙拉
坚果（无盐、无油）	地瓜干	黑巧克力	坚果（无盐、无油）
豆与菠菜咖喱、番茄沙拉	糙米饭、豆腐汉堡包、味噌汤（裙带菜）、甜辣洋葱樱花虾	糙米饭、番茄炖鸡肉、土豆沙拉、味噌汤（豆腐、金针菇）	糙米饭、豆浆、干烤河鱼小松菜金针菇

豆类（味噌、纳豆、豆腐、大豆、小豆、豆腐皮）

芝麻等种子类（坚果、核桃、扁桃仁等）

裙带菜等海藻类（羊栖菜、海带、海蕴、海苔、琼胶）

蔬菜类（以绿色蔬菜为主）

鱼类（小鱼、青鱼）

蘑菇类（香菇、木耳、金针菇）

芋类（芋头、甘薯、山药）

基本的汤

味噌汤（杂鱼干）

【材料（两人份）】

杂鱼干……2～3 条

水…………3 碗

❶ 不喜欢杂鱼干腥味的人，可以将鱼头和内脏摘掉（这样做可以去除鱼腥味和苦味）。

❷ 将杂鱼干和水一起放入锅中，点火。

❸ 在味噌溶化前出锅，直接食用即可。

※ 将杂鱼干加水放入锅中，在冰箱中冷藏半天时间就会出汁。这时可以不必熬煮，直接制作味噌汤。

※ 汤汁的浓度可以根据杂鱼干的大小来调整。

☆ 觉得用杂鱼干制作比较麻烦的话，可以直接使用杂鱼粉更加简单。

基本的饭

糙米饭（电饭锅制作）

【材料（两人份）】

糙米……1 杯（约 150 克）

水………糙米的 1.5 ～ 1.8 倍（根据个人口味）

海盐……一撮（根据个人口味）

❶ 首先用大量清水清洗糙米。将漂浮上来的稻壳扔掉。连续清洗两三次，
　 直至洗米水不再混浊。

❷ 将水倒掉，然后将糙米放入锅内，加入适量的水和海盐（根据个人口
　 味酌情添加），按下开关。

❸ 饭做好后，用铲子将米饭散开。

※ 糙米夏天需要泡 6 小时，冬天需要泡 12 小时后再进行烹饪。

※ 即便是没有糙米模式的电饭锅，只要事先泡 7 ～ 9 小时，
　 也可以直接烹饪。

☆ 糙米与白米相比更容易残留农药，所以应该选择无农药的
　 糙米。

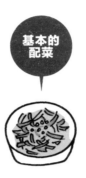

基本的
配菜

金平牛蒡

【材料（两人份）】

牛蒡………1 根   芝麻油……1 大勺

酱油………1 大勺   甜料酒……1 大勺

炒芝麻……个人喜好

❶ 将牛蒡切成细丝，然后用水浸泡。

❷ 在炒锅中放入芝麻油，将牛蒡炒至柔软。

❸ 放入酱油和甜料酒调味，最后加入适量的炒芝麻。

☆ 加入胡萝卜丝和小杂鱼干一起炒味道更好。

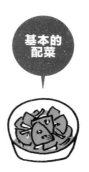

基本的
配菜

胡萝卜洋葱芝麻味噌

【 材料（两人份）】

胡萝卜……1 根   洋葱………1/4 ～ 1/2 个

橄榄油……1 勺   味噌………1 小勺

白醋………1 小勺   炒芝麻……个人喜好

❶ 胡萝卜切成薄片。

❷ 洋葱切成小段。

❸ 将胡萝卜与洋葱放入锅中，加入一勺橄榄油，将味噌放在最上面。

❹ 盖上锅盖用小火慢慢熬煮，注意不要糊了。时不时地用铲子搅和一下。

❺ 将胡萝卜和洋葱搅拌均匀后放入白醋。

❻ 水分全部煮干之后关火，然后根据个人喜好加入适量的炒芝麻。

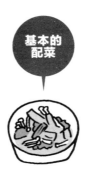

干烤河鱼小松菜金针菇

【材料（两人份）】

小松菜······1 捆　　　　金针菇······1 袋（小袋）

干烤河鱼···2 ～ 3 条　　　酱油········1 小勺

甜料酒······1 小勺　　　　水··········100 毫升

❶ 小松菜洗净切成 3cm 左右的小段。

❷ 金针菇去根切成两段拆开。

❸ 将干烤河鱼放入锅中加水点火。

❹ 开锅后放入小松菜和金针菇，盖上锅盖。

❺ 全煮熟之后加入酱油和甜料酒调味。

☆ 没有金针菇的话，放油炸豆腐、杂鱼干或者樱花虾也可以。

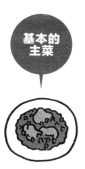

番茄炖鸡肉

【材料（两人份）】

鸡胸肉⋯⋯⋯1 块

【腌制鸡肉】

　　盐⋯⋯⋯1/2 小勺

　　酒⋯⋯⋯1 大勺

　　土豆淀粉⋯⋯⋯1 大勺

　　砂糖、酱油、甜料酒、白醋⋯⋯⋯各 1 大勺

　　番茄罐头⋯⋯⋯1/2 罐或 1 小罐

❶ 鸡胸肉去皮、切片，放入碗中。

❷ 加入盐和酒搅拌，然后加入土豆淀粉继续搅拌均匀。

❸ 在锅中放入番茄罐头和调味料，点火。

❹ 开锅后放入鸡肉炖煮 5 ～ 10 分钟。

☆　加入洋葱末味道更好。

☆　因为这道菜不放油，所以非常健康，而且鸡肉吃起来非常
　　具有弹性。